全民科学素质行动
计划纲要书系

社区科普书系

人生必须知道的健康知识

科普系列丛书

烧伤整形修复

重建美丽防线

CHONGJIAN MEILI FANGXIAN

郑静晨　总主编

白晓东　主　编

U0189309

中国科学技术出版社

·北　京·

图书在版编目（CIP）数据

烧伤整形修复：重建美丽防线 / 白晓东主编. —北京：中国科学技术出版社，2014.12

（人生必须知道的健康知识科普系列丛书/郑静晨总主编）

ISBN 978-7-5046-6767-0

Ⅰ.①烧… Ⅱ.①白… Ⅲ.①烧伤－整形外科学 Ⅳ.①R644

中国版本图书馆CIP数据核字（2014）第280729号

策划编辑	徐扬科　谭建新
责任编辑	王晓义
责任校对	何士如
责任印制	李春利
封面设计	周新河
版式设计	潘通印艺文化传媒 · ARTSUN

出　　版	中国科学技术出版社
发　　行	科学普及出版社发行部
地　　址	北京市海淀区中关村南大街16号
邮　　编	100081
发行电话	010-62103130
传　　真	010-62179148
投稿电话	010-62176522
网　　址	http://www.cspbooks.com.cn

开　　本	720mm×1000mm　1/16
字　　数	200千字
印　　张	13
印　　数	1－10000册
版　　次	2015年5月第1版
印　　次	2015年5月第1次印刷
印　　刷	北京东方明珠印刷有限公司

书　　号	ISBN 978-7-5046-6767-0/R · 1804
定　　价	36.00元

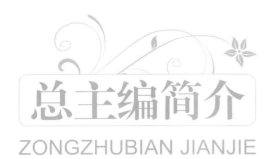

总主编简介

ZONGZHUBIAN JIANJIE

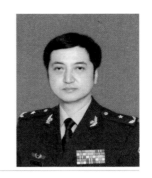

　　郑静晨，中国工程院院士、国务院应急管理专家组专家、中国国际救援队副总队长兼首席医疗官、中国武警总部后勤部副部长兼武警总医院院长，中国武警总医院现代化医院管理研究所所长。现兼任中国医学救援协会常务副会长、中国医院协会副会长、中国灾害防御协会救援医学会副会长、中华医学会科学普及分会主任委员、中国医院协会医院医疗保险专业委员会主任委员、中国急救复苏与灾害医学杂志常务副主编等，先后被授予"中国优秀医院院长"、"中国最具领导力院长"和"杰出救援医学专家"荣誉称号，2006年被国务院、中央军委授予一等功。

　　"谦谦为人，温润如玉；激情似火，和善如风"和敬业攀登、意志如钢是郑静晨院士的一贯品格。在他带领的团队中，秉承了"特别能吃苦、特别能学习、特别能合作、特别能战斗、特别能攻关、特别能奉献"的六种精神，瞄准新问题、开展新思维、形成新思路、实现新突破、攻克前进道路上的一个又一个堡垒，先后在现代化医院管理、灾害救援医学、军队卫勤保障、医学科学普及、社会公益救助等领域做出了可喜成就。

　　在现代化医院管理方面，凭借创新思维实施了"做大做强、以优带强"与"整体推进、重点突破"的学科发展战略，秉承"不图顶尖人才归己有，但揽一流专家为我用"的广义人才观，造就了武警总医院在较短时间内形成肝移植外科、眼眶肿瘤、神经外科、骨科等一批知名学科，推动医疗技术发展的局面。凭借更新理念，实施"感动服务"、"极致化服务"和"快捷服务补救"的新举措，通过开展"说好接诊一句话，温暖病人一颗心"和"学习白求恩，争当合格医务人员"等培训，让职业化、标准化、礼仪化走进医院、走进病区，深化了卫生部提出的开展"三好一满意"活动的实践。凭借"他山之石可以攻玉"的思路，在全军医院较先推行了"标杆管理"、"精细化管理"、"落地绩效管理"、"质量内涵式管理"、"临床路径管理"和"研究型医院管理"等，有力地促进了医院的可持续发展。

在灾害救援医学领域，以重大灾害医学救援需求为牵引，主持建立了灾害救援医学这门新的学科，并引入系统优化理论，提出了"三位一体"救治体系及制定预案、人员配备、随行装备、技能培训等标准化方案，成为组建国家和省（市）救援体系的指导性文件。2001年参与组建了第一支中国国际救援队，并带领团队先后十余次参加国内外重大灾害医疗救援，圆满完成了任务，为祖国争得了荣誉，先后多次受到党和国家领导人的接见。

在推广医学科普上，着眼于让医学走进公众，提高公众的科学素养，帮助公众用科学的态度看待医学、理解医学、支持医学，有效贯通医患之间的隔阂。提出了作为一名专家、医生和医务工作者，要承担医学知识传播链中"第一发球员"的神圣职责，促使医、患"握手"，让医患关系走向和谐的明天。科普是一项重要的社会公益事业，受益者是全体公民和整个国家。面对科普队伍严重老龄化，科普创作观念陈旧，运行机制急功近利等现象，身为中华医学会科学普及分会主任委员，他首次提出了"公众健康学"、"公众疾病学"和"公众急救学"等概念，并吸纳新鲜血液，培养年轻科普专家，广泛开展学术活动，利用电视和报纸两大载体，加强对灾害救援、现场急救、科技推广、营养指导、健康咨询等进行科普宣传，极大地提高了我国公众的医学科学素养。

在社会公益救助方面，积极响应党中央、国务院、中央军委的号召，发扬人民军队的优良传统，为解决群众"看病难、看病贵"及构建和谐社会，自2005年武警总医院与中国红十字会在国内率先开展了"扶贫救心"活动，先后救助贫困家庭心脏病患儿两千余人。武警总医院由此获得了"中国十大公益之星"殊荣，郑静晨院士获得全国医学人文管理奖。2001年，武警总医院与中华慈善总会联手启动了"为了我们的孩子——救治千名少数民族贫困家庭先心病患儿"行动, 先后赴新疆、西藏少数民族地区开展先心病儿童筛查, 将有手术适应证的患儿转运北京治疗, 以实际行动践行了党的惠民政策, 密切了民族感情, 受到中央多家主流媒体的跟踪报道。

"书山有路勤为径, 学海无涯苦作舟。"郑静晨院士勤奋好学、刻苦钻研, 不仅在事业上取得了辉煌成就, 在理论研究、学术科研领域也成绩斐然。先后主编《灾害救援医学》《现代化医院管理》《内科循证诊治学》等大型专著5部, 发表学术论文近百篇, 先后以第一完成人获得国家和省部级科研成果二等奖以上奖7项, 其中《重大自然灾害医疗救援体系的创建及关键技术、装备研发与应用》获得国家科技进步二等奖, 《国际灾害医学救援系列研究》获得华夏高科技产业创新一等奖, 《国内国外重大灾害事件中的卫勤保障研究》获得武警部队科技进步一等奖等。目前, 还承担着多项国家、全军和武警科研课题, 其中"各种自然灾害条件下医疗救援队的人员、装备标准化研究"为国务院指令性课题。

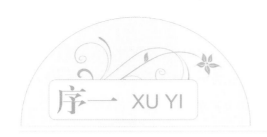

　　健康是人类的基本需要，人人都希望身心健康。世界卫生组织公布的数据表明，人的健康和寿命状况40%取决于客观环境因素，60%取决于人体自身因素。长期以来，人们把有无疾病作为健康的标准。这个单一的健康观念仅关注疾病的治疗，而忽视了疾病的预防，是一种片面的健康观。

　　在我国，人口老龄化及较低的健康素养教育水平，构成了居民疾病转型的内在因素，慢性非传染性疾病已经成为危害人民健康的主要公共卫生问题，其发病率一直呈现明显上升趋势。据统计，在我国每年约1000万例各种因素导致的死亡中，以心血管疾病、糖尿病、慢性阻塞性肺病和癌症为主的慢性病所占比例已超过80%，已成为中国民众健康的"头号杀手"。慢性病不仅严重影响社会劳动力的发展，而且已经成为导致"看病贵"、"看病难"的主要原因，由慢性病引起的经济负担对我国社会经济的和谐发展形成越来越沉重的压力，考验着我国的医疗卫生体制改革。

　　从某种层面理解，作为一门生命科学，医学是一门让人遗憾的学科，大多数疾病按现有的医学水平是无法治愈的。作为医生该如何减少这样的困境和尴尬？怎样才能让广大普通老百姓摆脱疾病、阻断或延缓亚健康而真正享受健康的生活？众所周知，国家的繁荣昌盛，离不开高素质的国民，离不开科学精神的浸染；同样，医学科学的进步和疾病预防意识的提升，需要从提高民众的医学科普素质入手。当前，我国民众疾病预防意识平均高度在世界同等国家范围内处于一个较低水平，据卫生部2010年调查结果显示，我国居民健康素养水平仅为6.48%，其中居民慢性病预防素养最低，在20个集团国中排名居后。因此，我们作为卫生管理者、医务工作者，应该努力提高广大民众的医学科学素养，让老百姓懂得疾病的规律，熟悉自我管理疾病的知识，掌握改变生活方式的技巧，促进和提高自我管理疾病的能力，逐步增强疾病预防的意识，这或许是解决我国医疗卫生体系现在所面临困境的一种很好的方式。中华医学会科学普及分会主任委员郑静晨院士领衔主编的《人生必须知道的健康知识科普系列丛书》，正是本着这样的原则，集诸多临床专家之经验，耗时数载，几易其稿，最终编写而成的。

这套医学科普图书具有可读性、趣味性和实用性，有其鲜明的特点：一是文字通俗易懂、言简意赅，采取图文并茂、有问有答的形式，避免了生涩的专业术语和难解的"医言医语"；二是科学分类、脉络清晰，归纳了专家经验集锦、锦囊妙计和肺腑之言，回答了医学"是什么？""为什么？""干什么？"等问题；三是采取便于读者查阅的方式，使其能够及时学习和了解有关医学基本知识，做到开卷有益。

我相信，在不远的将来，随着社会经济的进步，全国人民将逐步达到一个"人人掌握医学科普知识，人人享受健康生活"的幸福的新阶段！

中国医院协会会长　　黄洁夫

二〇一二年七月十六日

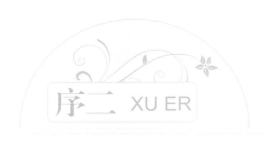
科普——点燃社会文明的火种

科学，是人类文明的助推器；科学家，是科学传播链中的"第一发球员"。在当今社会的各个领域内，有无数位卓越科学家和科普工作者，以他们的辛勤劳动和聪明智慧，点燃了社会文明的火种，有力地促进了社会的发展。在这里，就有一位奉献于医学科普事业的"第一发球员"——中华医学会科学普及分会主任委员郑静晨院士。

2002年6月29日，《中华人民共和国科学技术普及法》正式颁布，明确了科普立法的宗旨、内容、方针、原则和性质，这是我国科普工作的一个重要里程碑，标志着科普工作进入了一个新阶段。2006年2月6日，国务院印发了《全民科学素质行动计划纲要（2006—2010—2020年）》（以下简称《科学素质纲要》）。6年来，《科学素质纲要》领导小组各成员单位、各级政府始终坚持以科学发展观为统领，主动把科普工作纳入全民科学素质工作框架之内，大联合、大协作，认真谋划、积极推进，全民科学素质建设取得了扎扎实实的成效。尽管如此，我国公民科学素质总体水平仍然较低。2011年，中国科协公布的第八次中国公民科学素养调查结果显示，我国具备基本科学素养的公民比例为3.27%，相当于日本、加拿大和欧盟等主要发达国家和地区在20世纪80年代末、90年代初的水平。国家的繁荣昌盛，离不开高素质的国民，离不开科学精神的浸染。所以，科普从来不是纯粹的科学问题，而是事关社会发展的全局性问题。

英国一项研究称，世界都在进入"快生活"，全球城市人走路速度比10年前平均加快了10%，而其中位居前列的几个国家都是发展迅速的亚洲国家。半个多世纪以前，世界对中国人的定义还是"漠视时间的民族"。而如今，在外国媒体眼中，"中国人现在成了世界上最急躁、最没有耐性的地球人"。

　　人的生命只有一次，健康的生命离不开科学健康意识的支撑。在西方发达国家，每年做一次体检的人达到了80%，而在我国，即使是在大城市，这一比例也只有30%~50%。我国著名的心血管专家洪昭光教授曾指出：目前的医生可分为三种。一种是就病论病，见病开药，头痛医头，脚痛医脚，只治病，不治人。第二种医生不但治病，而且治人，在诊病时，能关注患者心理问题，分析病因，解释病情，同时控制有关危险因素，使病情全面好转，减少复发。第三种医生不但治病和治人，而且能通过健康教育使人群健康水平提高，使健康人不变成亚健康人，亚健康人不变成患者，早期患者不变成晚期患者，使整个人群发病率、死亡率下降。

　　由郑静晨院士担任总主编的《人生必须知道的健康知识科普系列丛书》的正式出版，必将为医学科普园里增添一朵灿然盛开的夏荷，用芬芳的笑靥化解人间的疾苦折磨，用亭亭的气质点缀人们美好生活。但愿你、我、他一道了解医学科普现状，走近科普人群，展望科普未来，共同锻造我们的医药卫生科技"软实力"。

　　是为序。

中国科协书记处书记　徐延豪

二〇一二年七月二十一日

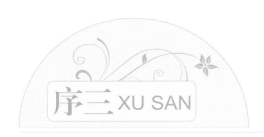

序三 XU SAN

"普及健康教育,实施国民健康行动计划"。这是国家《"十二五"规划纲要》中对加强公共卫生服务体系建设提出的具体要求,深刻揭示了开展健康教育,普及健康知识,提高全民健康水平的极端重要性,是建设有中国特色社会主义伟大事业的目标之一,是改善民生、全面构建和谐社会的重要条件和保障,也是广大医务工作者的职责所系、使命所在。

人生历程,生死轮回,在飞逝而过的时光岁月里,在玄妙繁杂的尘世中,面对七情六欲、功名利禄、得失祸福以及贫富贵贱,如何安度人生,怎样滋养健康并获得长寿?是人类一直都在苦苦追问和探寻的命题。为了解开这一旷世命题,千百年来,无数名医大师乃至奇人异士都对健康做了仁者见仁、智者见智的注解。

为此,我们有必要先弄明白什么是健康?其实,在《辞海》《简明大不列颠百科全书》以及《世界卫生组织宪章》等词典文献中,对"健康"一词都做过明确的解释和定义,在这里没有必要再赘述。而就中文语义而言,"健康"原本是一个合成的双音节词,这两个字有不同的起源,含义也有较大的差别。具体地讲,"健"主要指形体健硕、强壮,因此,有健身强体的日常用语。《易经》中"天行健,君子以自强不息"说的就是这个意思;而"康"主要指心态坦荡、宁静,像大地一样宽厚、安稳,因此,有康宁、康泰、安康的惯常说法。孔圣人所讲的"仁者寿、寿者康"阐述的就是这个道理。据此,我的理解是"健"与"康"体现了中国文化的二元共契与两极互动，活脱就像一幅阴阳互补、和谐自洽的太极图：健是张扬，是亢奋，是阳刚威猛，强调有为进取；康是温宁，是收敛，是从容绵柔，强调无为而治。正如《黄帝内经》的《灵枢·本神》篇里所讲的"智者之养生也，必顺四时而适寒暑，和喜怒而安居处，节阴阳而调刚柔，如是，则避邪不至，长生久视"那样，才能使自己始终处于一个刚柔相济、阴阳互补的平衡状态，从而达到养生、健康、长寿的目的。而至于那种认为"不得病就意味着健康"的认识，是很不全面的。因为事实上，人生在世，吃五谷杂粮，没有不得病的。即使没有明显的疾病，每个人对健康与否的感觉也具有很大的主观性和差异性。换句话说，觉得身体健康，不等于身体没病。《健康手册》的作者约翰·特拉维斯就曾经说过："健康的人并不必须是强壮的、勇敢的、成功的、年轻的，甚至也不是不得病的。"所以，我认为，健康是相对的、动态的，是身体、心灵与精神健全的完美结合和综合体现，是生命存在的最佳状态。

如果说长寿是人们对于明天的希冀，那么健康就是人们今天需要把握的精彩。从古到今，人们打破了时间和疆界的藩篱，前赴后继，孜孜以求，在奔向健康的路上，王侯将相与布衣白丁，医生、护士与患者无不如此。从"万寿无疆"到"永远健康"，这里除了承载着一般人最原始最质朴的祈求和祝愿外，也包含了广大民众对养生长寿之道的渴求。特别是随着社会的进步、经济的发展、人们生活水平和文明程度的提高，健康已成为当下大家最为关注的热点、难点和焦点问题，一场全民健康热、养生热迅速掀起。许多人想方设法寻访和学习养生之道，有的甚至道听途说，误入歧途。对此，我认为当务之急就是要帮助大家确立科学全面的养生观。其实，古代学者早就提出了"养生贵在养性，而养性贵在养德"的理论。孔子在《中庸》中提出"修生以道，修道以仁"，"大德必得其寿"，讲的就是有高尚道德修养的人，才能获得高寿。而唐代著名禅师石头希迁（又被称为"石头和尚"）无际大师，91岁时无疾而终。他曾为世人开列的"十味养生奇方"中的精要就在于养德。他称养德"不劳主顾，不费药金，不劳煎煮"，却可祛病健身，延年益寿。德高者对人、对事胸襟开阔，无私坦荡，光明磊落，故而无忧无愁，无患无求。身心处于淡泊宁静的良好状态之中，必然有利于健康长寿。而现代医学也认为，积德行善，乐于助人的人，有益于提高自身免疫力和心理调节力，有利于祛病健身。由此，一个人要想达到健康长寿的目的，必须进行科学全面的养生保健，并且要清醒地认识到：道德和涵养是养生保健的根本，良好的精神状态是养生保健的关键，思想观念对养生保健起主导作用，科学的饮食及节欲是养生保健的保证，正确的运动锻炼是养生保健的源泉。

"上工不治已病治未病"，意思是说最好的医生应该预防疾病的发生，做到防患于未然。这是《黄帝内经》中最先提出来的防病养生之说，是迄今为止我国医疗卫生界所遵守的"预防为主"战略的最早雏形。其中也包含了宣传推广医学科普知识，倡导科学养生这一中国传统健康文化的核心理念。然而，实事求是地讲，近些年来，在"全民养生"的大潮中，相对滞后的医学科普宣传，却没能很好地满足这一需求。以至于出现了一个世人见怪不怪的现象：内行不说，外行乱说；不学医的人写医，不懂医的人论医。一方面，老百姓十分渴望了解医学防病、养生保健知识；另一方面，擅长讲医学常识、愿意写科普文章的专家又太少。加之，中国传统医学又一直信奉"大医隐于民，良药藏于乡"的陈规，坚守"好酒不怕巷子深"的陋识，由此，就为那些所谓的"神医大师"们粉墨登场提供了舞台和机会。可以这么说，凡是"神医大师"蜂拥而起、兴风作浪的时候，一定是医疗资源分配不均、医学知识普及不够、医疗专家作为不多的时候。从2000年到2010年，尽管"邪门歪道"层出不穷，但他们骗人的手法却如出一辙：出书立传、上节目开讲坛，乃至卖假药卖伪劣保健品，并冠以"国家领导人保健医生"、"中医世家"、"中医教授"等虚构的身份、虚构的学历掩人耳目，自欺欺人。这些乱象的出现，我认为，既有医疗体制上的多种原因，也有传统文化上的深刻根源，既是国人健康素养缺失的表现，更是广大医务工作者没有主动作为的失职。因此，我愿与同行们在痛定思痛之后，勇敢地站出来，承担起维护医学健康的社会责任。

无论是治病还是养生，最怕的是走弯路、走错路，要知道，无知比疾病本身更可怕。世界卫生组织前总干事中岛宏博士就曾指出："许多人不是死于疾病，而是死于无知。"综观当今医学健康的图书市场，养生保健类书籍持续热销，甚至脱销。据统计，在2009年畅销书的排行榜上，前20名中一半以上与养生保健有关。到目前为止，全国已有400多家出版社出版了健康类图书达数千种之多。而这其中，良莠不齐，鱼目混珠。鉴于此，出于医务工作者的良知和责任，我们以寝食难安的心情、扬清激浊的勇气和正本清源的担当，审慎地邀请了既有丰富临床经验又热衷于科普写作的医疗专家和学者，共同编写了这套实用科普书籍，跳出许多同类书籍中重知识宣导、轻智慧启迪，重学术堆砌、轻常识普及，重谈医论病、轻思想烛照的束缚，从有助于人们建立健康、疾病、医学、生命认识的大视野、大关怀、大彻悟的目的出发，以常见病、多发病、意外伤害、诊疗手段、医学趣谈等角度入手，系统地介绍了一系列丰富而权威的知病治病、自救互救、保健养生、康复理疗的知识和方法，力求使广大读者一看就懂、一学就会，从而相信医学，共享健康。

最后，我想坦诚地说，单有健康的知识，并不能确保你一生的健康。你的健康说到底，还是应该由自己负责，没有任何人能替代。你获得的知识、学到的技巧、养成的习惯、作出的选择以及日复一日习以为常的生活方式，都会影响并塑造你的健康和未来。因此，我们必须从现在开始，并持之以恒地付诸实践、付诸行动。

　　以上就是我们编写此书的初衷和目的。但愿能帮助大家过上一种健康、幸福、和谐、美满的生活，使我们的生命更长久！

武警总医院院长　　郑静晨

二〇一二年七月于北京

古往今来，形容一个人的美丽，往往从皮肤开始，赞誉之词——肤如凝脂、白里透红、艳若桃花等数不胜数。其实，健康的皮肤不仅仅是美丽外表，更是保护人体免受侵害的第一道防线。从医学观念上讲，无论从面积还是从功能上，皮肤都称得上是人体最大的器官，具有美容、保水、防微生物、排汗、内分泌和免疫调节等诸多功能。皮肤的毁损，意味着美丽外表的丧失，意味着人体第一道防线的破坏、意味着各种病菌会乘虚而入，意味着生命安全受到威胁。作为皮肤专科医生，主要是帮助患者重建这道美丽的防线。

烧伤、皮肤外伤、疤痕、褥疮、皮肤慢性溃疡以及先天与后天体表畸形等是损害健康的常见疾病。近年来，有关这些疾病的发病机制研究、诊治水平都在日新月异地发展。作为专科医生，作者感到应不仅局限在病房内治疗患者，而且有责任把这些知识介绍给广大群众。如果人民群众能了解这些有关皮肤重建的知识，必可大大降低疾病的发生率，积极配合医生治疗，提高治疗效果。

本分册主要介绍烧伤、整形修复、皮肤外伤、慢性皮肤溃疡、瘢痕等疾病的基本知识。本书作者均为从事专科治疗多年的临床医生，根据自身丰富的实践经验和最新研究进展编成书册，希望为相关知识的普及贡献一份力量。

白晓东

二〇一四年十月

C 目录
ONTENTS

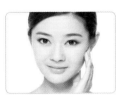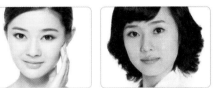
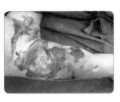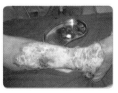

皮肤创面
修复与重建

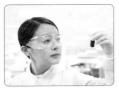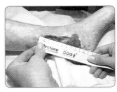

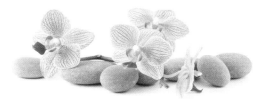

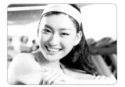
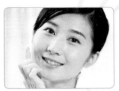

瘢痕篇

先天体表畸形整形篇

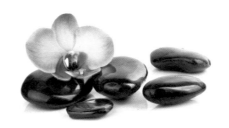

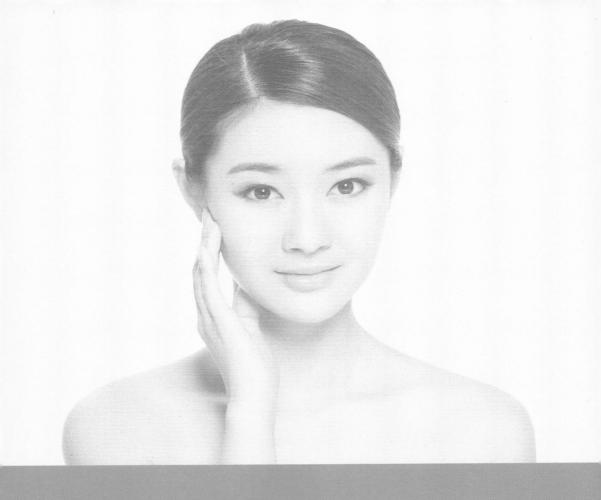

JICHU ZHISHI PIAN

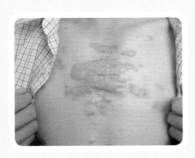 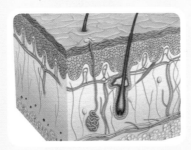 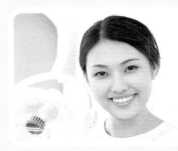

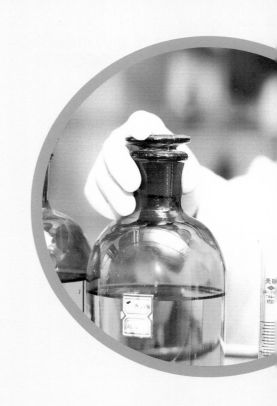

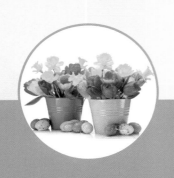

基础知识篇

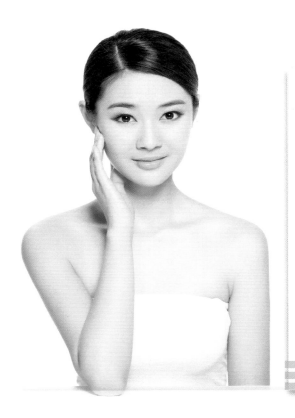

皮肤是人体最大的器官，具有美容、保湿、防微生物、排汗、内分泌和免疫调节等诸多功能。作为万物之灵，人类的皮肤有着复杂的结构，用以完成各种各样的任务；作为医生，了解皮肤的结构有益于我们治疗各种皮肤缺损；作为患者，了解皮肤也利于和医生沟通。那么，皮肤结构又是什么样子呢？

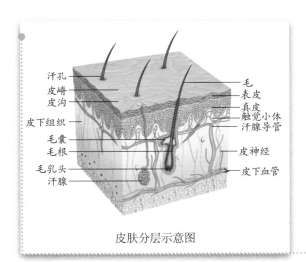

汗孔
皮嵴
皮沟
皮下组织
毛囊
毛根
毛乳头
汗腺

毛
表皮
真皮
触觉小体
汗腺导管
皮神经
皮下血管

皮肤分层示意图

皮肤结构和功能

我们的皮肤由表皮、真皮、皮下组织构成，其间分布汗腺、毛囊、毛发与皮脂腺以及血管、神经、淋巴等。

（1）表皮是皮肤的最外层，为角化的复层鳞状上皮，由外向内的五层组成：角质层、透明细胞层、颗粒细胞层、棘细胞层和基底细胞层。

（2）真皮位于表皮之下，它和表皮结合紧密，不易分离。真皮主要由结缔组织构成，包括纤维、基质、细胞成分、血管、淋巴管、神经及皮肤附件等。

（3）皮肤的功能：保护功能、体温调节功能、分泌功能、吸收功能、新陈代谢功能和感觉功能。

破坏皮肤完整性的因素

1. 烧伤和其他急性损伤

各种烧伤、烫伤，包括火焰烧伤、化学烧伤、电烧伤、电弧烧伤、热水烫伤、热油烫伤、蒸汽烫伤、石灰烫伤、柏油烫伤等，都会给皮肤造成严重伤害，有时是毁损性的。还有各种皮肤外伤，例如撕脱伤、压伤、刀伤、爆炸伤等，也会造成皮肤的毁损。

2. 慢性皮肤溃疡

慢性皮肤溃疡的形成与患者的全身情况有关，常见于糖尿病、脑卒中偏瘫、外伤截瘫等，长时间皮肤受压而形成皮肤溃疡。随着社会老龄化，这种疾病越来越普遍。

皮肤修复后的"副产品"——瘢痕

形成瘢痕组织的物质——胶原就像建筑工程中所使用的水泥。很多人都知道，皮肤受伤后都会长疤，这就像盖房子需要水泥一样。但是，有的人瘢痕不明显，有的人明显，其中的原因是什么呢？近20年来，随着对伤口愈合生物化学机制的认识和研究技术的不断提高，人们已越来越清楚

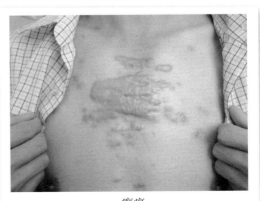

瘢痕

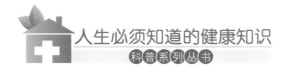

地阐释了瘢痕增生,特别是瘢痕疙瘩的某些特点和规律。这为最终揭开瘢痕增生的奥秘、寻求瘢痕增生最有效的治疗方法铺平了道路。皮肤外伤后,在正常的伤口愈合过程中,胶原的合成代谢与降解代谢之间维持着平衡状态。但在增生性瘢痕和瘢痕疙瘩中,这种正常的平衡被破坏,胶原的合成明显超过降解,最终导致"建筑水泥"的大量堆积,形成瘢痕。虽然导致这种改变的确切病因尚不清楚,但许多因素与这种改变有关。在后面的瘢痕篇中加以详细介绍。

为什么说他是瘢痕体质

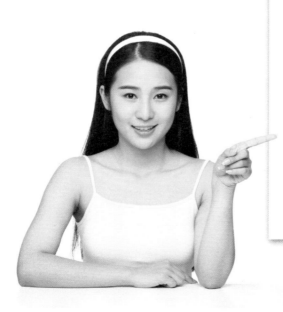

在生活中,往往会见到一些人说自己是瘢痕体质。具体表现为皮肤一旦受到小小的损伤,就会形成一个明显的疤痕。有时瘢痕还会超过原来的损伤界限,发展成为像"螃蟹足"一样的增生瘢痕。目前,医学界对于瘢痕体质的判断没有一个固定的诊断标准,所以有疤痕倾向的人应注意,避免不必要的皮肤损伤。

瘢痕和瘢痕疙瘩有什么区别

瘢痕疙瘩是一种与体质差异有关的皮肤疾病,超过了瘢痕的定义范围。应该讲,属于一种良性的皮肤肿瘤,所以有的医生称之为"真皮纤维瘤"。瘢痕与瘢痕疙瘩很好区别,第一是部位:瘢痕疙瘩好发部位有胸前、肩部、耳垂等处,而疤痕全身都可发生。第二是损伤与瘢痕增生的关系:瘢痕疙瘩因为与患者体质有关,所以一个小小的刺伤都可以引起一个巨大的瘢痕疙瘩。第三是复发情况:瘢痕治疗后不易复发,而瘢痕疙瘩经过单纯手术治疗,几乎都复发,严重者复发情况比治疗前还严重。

如何保证我们的皮肤不受伤? 如何又快又好地修复皮肤损伤? 如果想了解更多的知识,那么请您仔细阅读本书。

基础知识篇

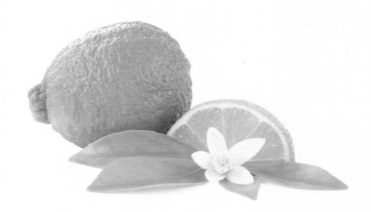

(本章编者:白晓东、田 蕾、张 华)

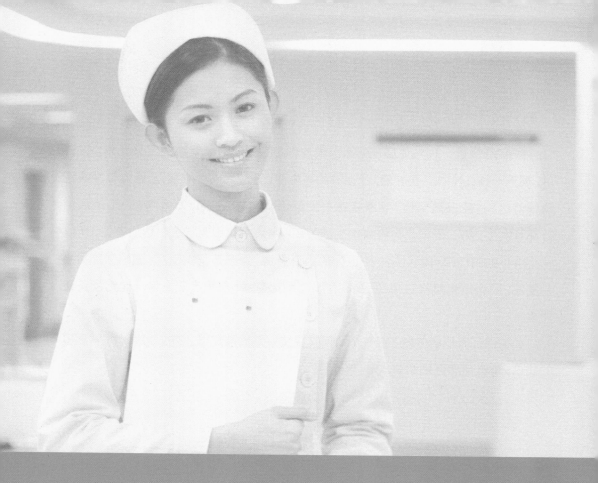

SHAOTANGSHANG PIAN

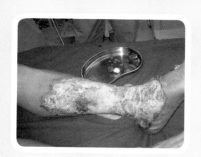
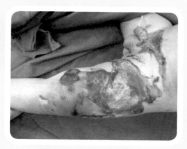
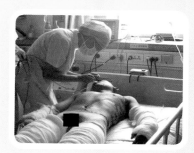

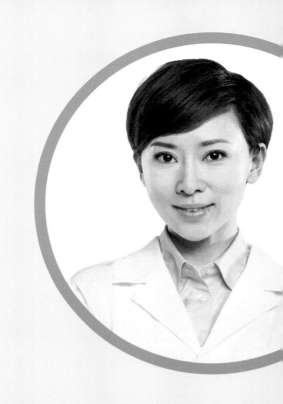

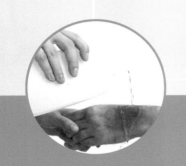

烧烫伤篇

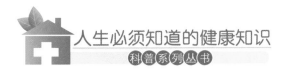
 # 烧烫伤基础知识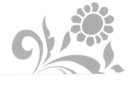

烧烫伤后皮肤为什么会起水泡

烧烫伤后皮肤起水泡,是因为损伤造成表皮层组织坏死并与真皮层分离,毛细血管中,组织细胞中的液体成分渗出至表皮与真皮之间。

烧伤后为何会引起肿胀

烧伤使皮肤立即受损,创面基底组织上也同样受到不同程度的热损伤,使血管扩张和通透性增加,造成大量的液体外渗,形成组织水肿。

烧伤后创面为何流出很多"水"

这种现象常出现在Ⅱ度烧伤创面。烧伤后血管扩张和通透性增加,造成大量的体液外渗。Ⅱ度烧伤使创面表皮层组织凝固性坏死,与真皮层分离,体液渗出至其间隙中,如创面坏死的表皮层组织剥脱,渗出的液体流至体外,其成分类似血浆的成分。

起水泡后需要如何处理

可在无菌的条件下,放出或抽出水泡液,保留清洁的泡皮,使其贴伏在创面基底表面,以对创面起到保护、促进生长的作用。较小的水泡可不处理。

如何预防创面感染

（1）急救及转运时应避免污染烧伤创面。

（2）根据伤者的情况对创面进行有效的清创处理。

（3）预防性及治疗性的抗生素应用。

（4）根据烧伤病情，及时合理地手术切除坏死的组织。

（5）及时有效的创面换药。

（6）全身的支持治疗。

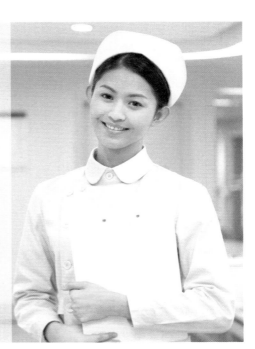

TBSA是什么意思

TBSA是the Total Body Surface Area（体表总面积）的缩写，前加百分数也就是烧伤的总面积。

如何看烧伤的诊断

烧伤诊断一般格式为：病因+体表面积+分度+部位。例如：碱烧伤总面积64%TBSA浅Ⅱ度8%，深Ⅱ度25%，Ⅲ度31%（左下肢、左足、右上肢）

为什么说烧伤后创面疼伤得轻、不痛伤得重

人体皮肤由表皮层和真皮层组成，内部含有丰富的末梢神经感受器。

由于痛觉感受器较表浅，当烧伤仅仅累及表皮（Ⅰ度烧伤）及真皮浅层（浅Ⅱ度

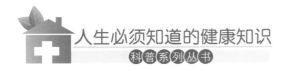

烧伤），即会刺激末梢感觉神经引起强烈的疼痛反应。当水泡皮撕脱后，真皮层神经末梢裸露，受空气中有害因子或冷热刺激，疼痛反应剧烈。如果烧伤达深Ⅱ度或Ⅲ度创面，表皮中感觉神经完全被破坏，而深层组织中感觉神经纤维又远不及表皮下层敏感，则疼痛反应迟钝甚至感觉丧失。

常见的烧伤原因有哪些

（1）一般热力烧伤：热液（热水、热粥、热汤、热饲料等）、热灰、蒸汽、高温金属（固态、液态）、热压、火焰等致烧伤。

（2）化学烧伤：酸、碱、磷、乙醇、芥子气、路易气、瓦斯爆炸等致伤。

（3）电烧伤：电弧烧伤、电接触烧伤、闪电烧伤等。

（4）放射线烧伤。

以上诸因素中，热力烧伤一般占80%左右。

多高温度能导致皮肤烧伤

人体正常皮肤最舒适的温度为25℃。当温度达47℃时，人体皮肤就有痛感；温度高于55℃时就会形成水泡；倘若60℃接触1分钟，就可以造成不可逆的皮肤损害。皮肤的热损伤程度与热源的温度、接触的时间成正比。

伤后水泡皮剥脱了怎么办

烧伤后的水泡皮是与真皮分离的表皮组织，属已坏死的组织。如果水泡皮剥脱，暴露创面基底，外界因素会刺激基底，引起疼痛及不适，创面干燥，会影响皮肤的再生。因此，如泡皮清洁，可消毒后保留在创面上；如泡皮污染较严重，需彻底清除，防止创面感染。

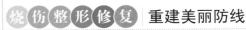
烧伤面积是如何估算的

烧伤面积是指皮肤烧伤区域占全身体表面积的百分数。可根据下列方法大致估计烧伤面积：

手掌法：该方法是不论年龄和性别，将手五指并拢后手掌的面积即为自身体表面积的1%。

哪些因素决定烧伤的严重程度

烧伤的严重程度受多种因素影响，包括烧伤深度、面积、部位、致伤因素、有无中毒、合并伤、年龄和伤前健康状况以及初期处理是否及时、正确等。

其中，烧伤面积和深度，特别是烧伤的深度往往是决定性因素，也是判断烧伤严重程度的重要指标。

多大面积才算大面积烧伤

大面积烧伤是指面积在51%～79%，Ⅲ度面积21%～49%的烧伤，相当于特重度烧伤。低于此标准的为中、小面积烧伤（相当于重度及重度以下烧伤）。如果总面积在80%以上，Ⅲ度面积>50%，则称为特大面积烧伤。

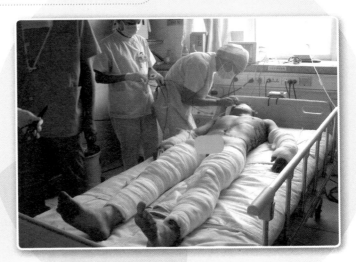

严重烧伤

烧烫伤篇

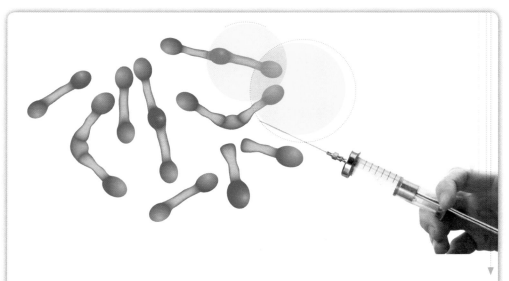

烧伤后为什么要注射破伤风抗毒素

　　破伤风是破伤风杆菌（一种厌氧菌）引起的一种严重疾病。当人体皮肤受伤，抵抗力下降时，破伤风杆菌可侵入人体产生毒素，侵犯神经系统而发病。虽然现代医学大大发展，但目前此病病死率仍高达20%，所以应该注重预防。

　　皮肤烧、烫伤后有可能感染破伤风杆菌。因此，浅Ⅱ度以上的烧伤，要注射破伤风抗毒素，除了肯定接受过"白喉—百日咳—破伤风"（白百破）三联疫苗注射的小儿和某些接受过破伤风主动免疫的患者外，一般外伤患者都应该打破伤风针。

为什么说头皮是人体的"天然皮库"

　　由各种原因造成的烧伤，尤其是深度烧伤，其正常皮肤结构已被破坏殆尽，再也长不出新皮肤。此时，我们就需要手术移栽皮肤（医学上称植皮），即从患者自己身上取下没有被烧伤的好皮肤（医学上称为供皮区）作为种子，种植到深度烧伤处，让其"生长蔓延"修复创面。供皮区在取皮以后，还能依赖其保留的皮肤附件，如汗腺、毛囊、皮脂腺的上皮细胞增殖而恢复。如病情需要，可以反复取皮，反复"移栽"，逐步修复。头皮与其他部位的皮肤相比较，其皮肤附件更多、更密集。头皮中还密布血管网，血液循环较其他部位更为丰富，因此，提供的营养和氧气更多。头皮愈合所需的时间一般要比其他部位少一半，愈合长成的新头皮又可再次供皮。因此，人体的"天然皮库"非头皮莫属。

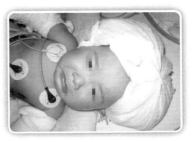

取头皮

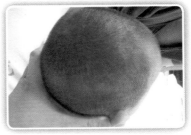

取头皮后

烧烫伤篇

为什么烧伤患者的创面变绿了

在大面积深度烧伤创面特别是受压、潮湿和包扎的创面，往往首先发现绿脓杆菌感染，以后会迅速扩散。绿脓杆菌的创面感染常见绿色或黄绿色分泌物，具有腥味。大多数的绿脓杆菌产生绿脓菌素和绿黄色的荧光素，所以创面分泌物中可见绿色分泌物。但草绿色链球菌的分泌物亦呈黄绿色。

为什么烧伤后创面会长出"黑斑点"

烧伤后，皮肤作为人体抵御微生物入侵的天然屏障被破坏，而且坏死的皮肤组织又是微生物生长繁殖的良好的"培养基"。因此，烧伤创面极易感染。感染创面会出现暗灰或黑色的坏死斑（革兰阴性杆菌感染的创面的常出现坏死斑），则提示患者病情加重。

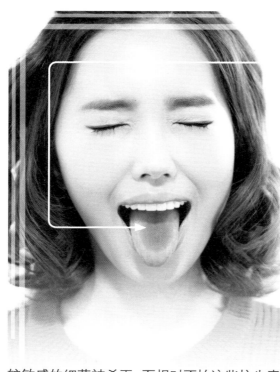

烧伤患者的舌苔变黑了有何意义

除了感染、发热会使舌苔变黑以外，常见的还有以下几种因素。

（1）霉菌感染：在人的口腔里（包括舌苔上），生长有各式各样的细菌、霉菌等微生物，它们平时相互制约、相互促进，保持着一定的平衡状态，对人的健康也没有什么妨碍。如果因为治疗疾病的需要，应用了大量广谱抗生素，这些微生物的平衡状态就会被打破。一些对抗生素比较敏感的细菌被杀灭，而相对不怕这些抗生素的霉菌却乘机大量增殖。由于霉菌大都会产生各种颜色，因而可在舌头上出现从棕色到黑色的各种苔色。这种黑苔只要停用抗生素，大多可以自行恢复。

（2）消化功能失常：消化功能紊乱可能是机体中毒的症状之一，由于细菌毒素的刺激使胃肠功能失调，使口腔唾液的pH值降低，增加了舌细胞间的黏着力，使丝状乳头角质突起延长，容易被微生物染成黑色，形成黑苔。

（3）某些重危患者：某些慢性病内脏衰竭，如肝硬化晚期肝功能严重损害、慢性肾功能衰竭尿毒症、各种晚期癌症等体质极度衰竭者会出现黑苔。

（4）中枢神经系统功能失常：当精神处于高度紧张状态时，有些人会出现黑苔。这是因为中枢神经系统功能紊乱时，可引起口腔内酸度增加，有利于产色霉菌的生长而出现黑苔。

（5）此外，一些食物，如酸梅、黑芝麻糊等；或药物，如复方甘草片、铁剂等也容易将舌苔染黑。这只是暂时的现象，不必担心。

烧伤后不能吃发物吗

　　所谓发物，是指能使病情加重或旧病复发的某些食物，如鱼、虾、羊肉、狗肉、韭菜、香菜等。其实，发物是一种民间说法，在实践中我们并未发现吃发物后使病情加重或旧病复发的实际病例。相反，由于这些食物含有多种维生素和蛋白质，反而对烧伤创面的愈合有很大帮助。

烧烫伤篇

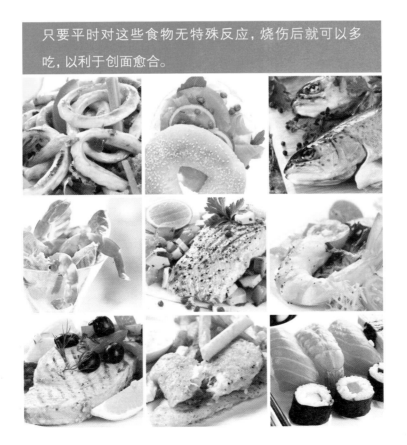

只要平时对这些食物无特殊反应，烧伤后就可以多吃，以利于创面愈合。

烧伤创面急救

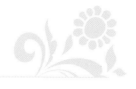

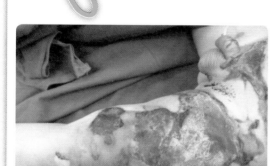

Ⅲ度烫伤创面

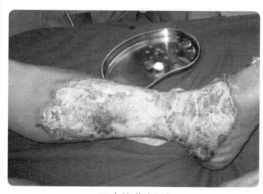

Ⅲ度烧伤创面

烧伤创面多久才能愈合

一个中小面积的浅度创面，经过早期清创、包扎或暴露，一般都能在短期内（2周左右）愈合。但一个面积较大的深度创面，却往往要多种方法交替使用才能修复，其病程可能长达数月。加快创面愈合，就要根据创面变化选用合适的处理方法。

全层皮肤以下的损伤。由于皮肤及其附件全部被毁，创面已无上皮再生的来源，其修复必须依靠自体皮肤移植（小于2厘米直径的Ⅲ度创面可由周围健康皮肤长入而修复）。

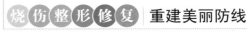

严重的烧伤为什么会留疤

　　严重的烧伤一般指深Ⅱ度烧伤以上的烧伤，偶有真皮残存或全层皮肤的损伤，表皮、真皮及其附件全部被毁。创面已无上皮再生的来源，创面修复必须有赖于胶原纤维的合成来修补组织的缺损，在创面愈合过程中，胶原合成沉积超过其分解移除，就会形成瘢痕过度增生的现象。其确实原因尚不清楚，目前认为与年龄、人种、局部因素等有关。

烧伤后创面可以涂牙膏或酱油吗

　　在日常生活中，经常会遇到意外烫伤的情况，比如开水、热油等热液烫伤或热锅、暖水袋等接触性烫伤。情急之下，许多人首先想到该在患处涂抹些什么，比如牙膏、酱油、红药水、黄酒等，认为这样不但可以减轻疼痛，还能消炎。从现代医学的角度来看，这些处理方法可能会加重损伤，是不可取的。

　　牙膏并不是药品，有的是酸性，有的是碱性，还有些具有很强的刺激性，牙膏涂在创面上可能侵蚀创面、增加损伤。酱油含有较高的盐分，会使创面细胞脱水，加重损伤，同时，酱油不是无菌的，如果不作进一步处理，就可能引起感染。红药水是前些年常用的外伤用药水，但只限于小面积的创伤，因为它的成分为有机汞，大面积使用会导致中毒。黄酒含有酒精，可使创面进一步加深，外涂时还会引起创面疼痛，增加患者痛苦。

　　而且，酱油、红药水、甲紫等的颜色还会干扰医生对创面面积和深度的判断，影响诊断和治疗。这些颜色的清洗过程费时费力，会增加患者的痛苦。同时，小面积暴露部位涂有色药，可能造成治愈后色素加重的现象，影响美观。

烧烫伤篇

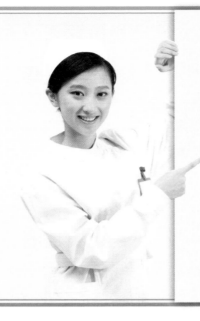

烧伤后应如何处理创面

目前,临床上用于处理烧伤创面的基本方法有10种: ①包扎疗法; ②暴露疗法; ③半暴露疗法; ④湿敷疗法; ⑤脱痂疗法; ⑥剥痂疗法; ⑦削痂疗法; ⑧切痂疗法; ⑨浸浴疗法; ⑩皮肤移植。

烧伤常用的外用药有哪些

大面积深度烧伤以全身支持、抗感染、手术植皮等治疗方法为主; 对中小面积的轻度烧伤,则创面外用药是主要治疗手段。从治疗目的上讲,创面外用药主要应具备保护创面、预防和控制感染、促进创面愈合等功能。在此基础上,还应该具有减轻伤员疼痛、使用方便、价格合理等特点。

磺胺嘧啶银(SD-Ag)从1968年进入临床使用以来,其保护创面、预防感染、使用方便等特点得到充分肯定,可以制成混悬液、霜剂和软膏等各种剂型,目前仍是临床常用药之一。与其类同的药物有氟哌酸银、磺胺嘧啶锌、络合碘、吡哌酸锌等。

祖国医学中对烧伤的辨证施治古已有之。中草药制剂具有清热解毒、活血化瘀、祛腐生肌等功效,传统的制剂如紫花油、蓝油烃、蛇油、溃疡油等,均有清凉止痛、保护创面、减轻损伤、增进创面愈合等作用。

促进创面愈合的药物长期以来受到重视,特别是对深度烧伤后期的残余创面,

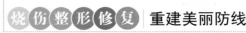

目前市场上有重组牛碱性成纤维细胞生长因子（商品名：贝复济）、生皮素（表皮生长因子）、细胞活素等，是有一定效果，但价格不廉。

脱离火灾现场时应注意什么

（1）衣服着火时，应劝阻伤员切勿奔跑、呼叫，以免助长燃烧或造成吸入性损伤。

（2）灭火时，力求迅速，尽可能利用手边可利用的材料与工具，迅速扑灭身上火焰，或就地打滚灭火；切忌用手扑打。

（3）已灭火而未脱去的衣服，特别是毛衣和棉衣，务必仔细检查是否有余烬未灭，以免造成二次烧伤。

（4）若在家中或其他建筑物发生火灾，应卧倒，用湿毛巾捂住口鼻，看清火源后再设法迅速撤离，切勿慌乱和喊叫或随便从高处跳下。

（5）发现有吸入性损伤或已昏迷的伤员，必须立即送至最近的医疗单位处理。

化学物质烧伤时如何急救

无论何种化学品烧伤，第一要点均应立即脱离化学物质，用大量清水持续冲洗创面（30~60分钟），以稀释和除去创面上存留的化学物质；切忌盲目寻找中和剂而延误冲洗。

眼部化学烧伤禁用手或手帕揉擦。生石灰烧伤用干布将残余石灰擦干净，再用水冲洗，以免生石灰遇水产热，加重损伤。磷烧伤时，务必将黏附在皮肤上的磷颗粒全部冲掉；如一时缺水，可先用多层湿布包扎创面，防止磷遇空气再燃烧；禁用任何油质敷料包扎创面，以免增加磷的溶解与吸收，引起更严重的磷中毒。

第二要点，立即解脱被化学物质浸渍的衣物，连续大量清水冲洗，时间应较长。特应注意眼部与五官的冲洗，因损伤后可致盲或其他后果。

第三要点，及时转运至专科医院进行治疗。

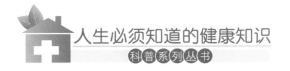

烧伤急救中常见的错误做法有哪些

（1）忘记了"灭火第一，污染第二"的灭火原则，常致烧伤面积加大，深度加重。

（2）认为创面涂点什么总比不涂好。在急救时，灭火后主要是保护创面不再被污染或损伤。在现场急救中，对创面进行的任何处理（如移去上皮、水泡、胡乱涂抹等），不但都是徒劳无益，而且是错误的。当然，化学烧伤应区别对待。

（3）忽视了呼吸道烧伤的严重性，造成伤员窒息。

（4）因伤员口渴就随意给白开水，造成水中毒或急性胃扩张，严重者发生脑水肿、肺水肿。

（5）忽视了合并伤和中毒，从而丧失最佳抢救时机。

现场急救中创面应如何处理

现场急救时，创面不作特殊处理，不涂任何药物，尤其是红汞（汞溴红）、龙胆紫（甲紫）一类有色的外用药。可用消毒敷料或干净被单包扎或覆盖，免受污染和再损伤。中、小面积的四肢创面，可浸入清洁冷水中半小时。然后再简单包扎，转送专科医院进一步处理。

烧伤后创面能冲水吗

烧伤后及时有效的应急措施是采用流动水冲洗烧伤创面，医学上称之为"冷疗"。水的温度以患者能够耐受为宜，一般是15℃～20℃，夏天如果温度较高可以加入冰块。冲洗越早越好，可持续20～30分钟。早期的冷水处理对创面的愈合有很大的好处：第一，能减轻疼痛；第二，可以减轻水肿、减轻余热造成的深部组织损伤；第三，有些烧伤是由于化学物质，甚至是强腐蚀性化学物质如酸、碱等引起的，现场及时用大量清水冲洗可减少创面毒性物质的损伤，绝不可等到医院再处理，以免被吸收中毒或侵入到深部继续损害组织。冲洗后保护好创面，送往专科医院进一步治疗。

"冲水"过程中应注意些什么

对于烧烫伤面积大,程度比较深的重度烧伤或烫伤,不宜进行"冲水"冷疗等处理,应该马上送到医院急救。如果烧烫伤部位在面部、头颈部、会阴部等,由于部位特殊,即使烧伤面积不大,也可能会出现并发症,需要及时专科治疗。

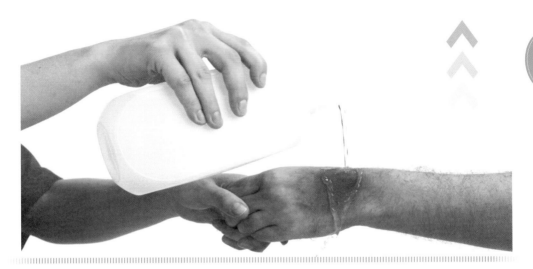

烧烫伤篇

烧伤伤员如何急诊就医

一般来说,大面积烧伤患者行院前急救后应转入专科医院治疗,准确完整的医疗记录是保证伤员后续治疗顺利进行的重要一环,切不可忽视,记录包括以下内容。

(1)受伤的时间、地点、致伤原因以及脱离现场的情况。

(2)是否已注射破伤风抗毒素。

(3)初步估计的烧伤面积和深度。

(4)有无合并伤及其严重性,是否作过处理。

(5)准确记录口服液体和静脉液体输入的质和量。

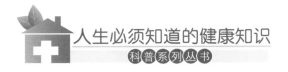
（6）记录伤后总尿量。

（7）记录应用止痛剂、镇静剂、抗生素和脱水剂或利尿剂的详细情况。

伤员如合并危及生命的复合伤应如何处理

爆炸伤、战伤等在烧伤的同时还伴有其他复合伤，一些严重的复合伤可危及生命。当上述情况发生时，应先处理危及生命的损伤，抗休克，待病情趋于稳定后再处理烧伤创面。

烧伤伤员口渴为何不能单纯饮水

大面积烧伤后，伤员常有口渴主诉，通常是血容量不足的表现。烧伤面积越大，渗出越严重，口渴也愈明显。此时，如给伤员口服大量白开水、糖水或其他甜饮

料，这是十分错误的。因为丢失的体液中不只是水分，还含有大量的蛋白质和各种离子（是维持血浆渗透压的重要成分），血浆渗透压低会造成体液中的水分向细胞、组织间隙等高渗透压区转移，可造成细胞"水中毒"和急性胃扩张，严重的可造成脑水肿和肺水肿，危及生命。原则上，口服补液应补充电解质水（如淡盐水），少量多次，酌情增减，切不可任意满足伤员口渴的要求。

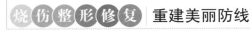

烧伤是怎样治疗的

根据烧伤的病情演变可大致分为：①体液渗出期；②急性感染期；③修复期。不同时期治疗的侧重点不同。

（1）体液渗出期：主要以抗休克补液为主，兼顾抗感染，支持治疗。

（2）急性感染期：主要以抗感染为主，兼顾创面修复、全身支持治疗。

（3）康复期：主要以功能康复，畸形整复，残余创面的治疗为主。

为什么要进行创面处理

烧伤治疗的最终目的是消灭创面。临床上，烧伤后的复杂病情皆因烧伤创面而起，又随创面修复而告终。因此，正确处理创面是烧伤治疗的关键，也是最终目的。

烧伤创面处理的目的主要有下面几方面。

（1）保护创面，避免继续损害，减轻疼痛。

（2）防止创面感染和消除感染。

（3）促进创面上皮生长，加快修复。

（4）争取创面愈合后不留瘢痕或少留瘢痕，最大限度地恢复和保护功能。

夏季烧伤创面包扎会捂坏吗

所谓包扎疗法是在创面用药后用无菌敷料将创面完全包裹，与外部隔离，起到充分引流，保护创面，便于转送及护理。夏季天气炎热，应依据病情选择包扎疗法。

包扎疗法具有下列优点。

（1）扎后创面的温度、湿度有利于上皮细胞的生长。

（2）包扎前如清创良好，可达到顶防感染的目的，不易交叉感染，便于转送。

（3）包扎有利于创面引流，在创面感染的情况下，通过及时换药，充分引流分泌

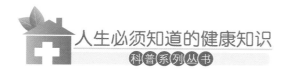
物，可以减轻感染。尤其对晚期肉芽创面，通过包扎换药，可以很快控制感染，为植皮创造有利条件。

（4）包扎可减轻空气污染，便于护理和伤员活动。

（5）对肢体、关节及手、足等部位的创面包扎，可起到固定作用，使之处于功能位。在创面使用生物敷料的情况下，包扎则利于敷料固定。

（6）包扎有利于创面用药，尤其在使用脱痂药物时，包扎可促进脱痂。

包扎也存在一些不足。

（1）不便于观察创面变化。

（2）敷料需要量大，换药工作量繁重，救治成批伤员及大面积伤员时有一定困难。

（3）由于需要经常换药，增加了伤员的痛苦。

（4）包扎不利于散热，对真菌和绿脓杆菌生长有利。

（5）深度创面包扎不利于保痂，难以实行计划切痂治疗。

创面包扎后应每天换药吗

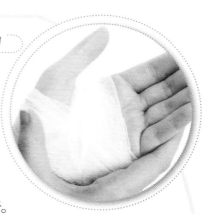

创面情况不同，换药间隔时间也不同。一般来说，换药时间如下。

（1）外层敷料一经浸湿，应及时更换，仅保留紧贴创面的内层敷料。

（2）早期浅度创面如无创面疼痛加剧、发热、血象升高等感染表现，首次换药可在5~7天后进行。

（3）分泌物较多的创面应每日换药，甚至每日换药2次以上。

（4）用中药制剂包扎的感染创面，宜每天换药。因中药抑菌作用弱，尤其是使用脱痂药物，创面往往分泌物多，应及时更换敷料。

（5）深Ⅱ度创面的自然溶痂时间在伤后5~7天，此时换药更合适。

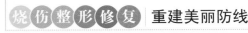

烧伤后创面敞开好吗

烧伤创面处理有多种方法,应依据病情选择正确的方法。其中,暴露疗法是大面积烧伤治疗的主要方法之一。

(1)优点:①暴露疗法是将创面直接暴露在空气中,暴露后渗液能较快地蒸发而形成干痂,可以阻止细菌的入侵;②创面暴露后,局部的温度比正常组织低2~3℃,不利于细菌的生长繁殖;③便于动态观察创面的变化,以掌握治疗的主动权;④适合于大面积浅度烧伤和深度烧伤。深度创面暴露后,有利于保持焦痂的完整性,可以按计划切痂或有计划地分期切痂。

(2)缺点:①大面积烧伤救治环境条件要求高(室温、干湿度和清洁等),这在一些基层单位常不易做到;②水分蒸发快,蒸发量为150~200毫升/(小时·平方米),热量散失多,早期抗休克时应注意;③限制了伤员的活动,制动困难,不适合于小儿和门诊治疗的伤员,也不适用于功能部位的创面;④需防止交叉感染。对医护人员的无菌要求严格,也增加了护理工作量。

为什么有些烧伤创面只盖一层纱布

这是一种创面治疗方法——半暴露疗法。创面清创后,用一层浸有抗菌液或霜剂、软膏的纱布敷盖,再暴露于空气中。半暴露疗法主要适合于浅Ⅱ度较清洁创面及面、颈躯干等不易包扎的部位。

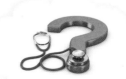

半暴露疗法具有暴露疗法的一些优点,如较易成痂,便于观察创面变化,减轻换药工作量,减少敷料的用量等。同时,又克服了暴露疗法的一些缺点,如创面体液热量散失较少,疼痛较轻,护理工作量较小,隔离创面较好,对创面有较好的保护功能等。

烧伤手术

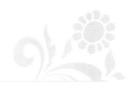

什么样的烧伤创面要手术治疗

手术治疗是严重烧伤创面治疗的重要手段,可有效缩短病程,加速患者痊愈,主要包括切痂术、削痂术、植皮术、皮瓣转移等。以下伤员需手术治疗:

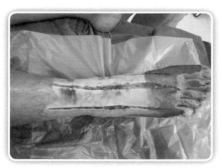

减长切开

（1）Ⅲ度烧伤创面不能自愈的患者。植皮手术可以提高患者生存率,减少并发症和缩短疗程。

（2）功能部位的深Ⅱ度烧伤患者。例如手、足,虽然深Ⅱ度创面可自愈,但病程长,愈合留有瘢痕严重,影响功能,因此主张早期削痂植皮。

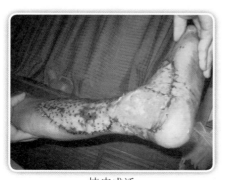

植皮成活

为什么说自体皮移植术是"拆东墙补西墙"

皮肤移植同其他器官移植一样,异体之间存在排异现象,而自体皮移植就不会出现组织排异现象。异体皮移植可起到暂

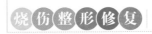

时覆盖创面的作用，最终还要通过自体组织修复。

烧伤患者一部分皮肤因伤受损，能够提供皮肤的地方只有未受伤的正常皮肤。正确切取正常皮肤并移植到受损区，供皮区可再生修复，游离皮片可在受损区定植扩展已达到封闭创面的作用。

自体皮移植后多久就能成活

自体游离皮片脱离本体后、由于代谢率低，可以适应较低的氧张力，在短期内没有血液供应仍可吸取组织液营养维持活力。6小时后，创面白细胞、淋巴细胞、纤维母细胞及毛细血管芽开始向皮片内伸入。48小时后新生的血管即可与皮片的毛细血管连接而建立循环。皮肤外观由苍白转为淡红。此时，皮片营养即内新生血管供应，皮片已不易坏死，但易撕脱。植皮后3～4天，皮片开始向四周生长，每天扩展0.2毫米，当间距在1厘米以内，2～3周完全融合。如果间距大于1厘米，则可能使创面愈合延迟。

烧伤治疗后期的创面为何不爱好，应如何处理

残余创面是指经一次自体皮移植后，因密度不够或自体皮坏死所残留的创面。深Ⅱ度创面自行愈合后，新生的上皮非常薄弱，而且很容易产生小水泡，一般的摩擦或功能锻炼就可能造成破损而形成残余创面。从时间上讲，创面如在1个月之后仍不能修复，即称为残余创面。

残余创面往往肉芽组织老化、水肿，基底形成坚实的纤维板，影响肉芽组织的静脉回流和血液供应。这种残余肉芽创面，常常深藏耐药细菌，不易清除，直接植皮成活率低；任其发展甚至可"蚕食"已愈合的创面，变成片状的糜烂溃疡而经久不愈，给伤员造成极大的痛苦和精神负担。处理残余创面，尚无十分快捷的方法，但下面几种方法有助于其修复。

（1）浸浴：可清除污秽，减低创面细菌浓度，改善血液循环，促进上皮生长。

（2）用油膏纱布半暴露，适用于较小的散在创面。

（3）早植皮，适用于面积较大的残余创面。

烧伤后可以"洗澡"吗

烧伤患者在条件许可的情况下可以"洗澡"，这就是常说的——浸浴疗法。

浸浴疗法是将伤员身体浸泡在温热水中达到治疗目的。浸浴液中放入一定浓度的药液（根据需要可选用抗生素、中草药等）浸泡一定时间（30~60分钟），目的是使创面充分引流，可以清除创面脓汁；减少感染创面的细菌及毒素，浸泡可以松软痂皮，促进焦痂分离，减少创面细菌和毒素，从而控制创面感染；同时可以改善血液循环，促进创面愈合。

哪些烧伤患者适用浸浴疗法

（1）焦痂分离期浸泡，以促进焦痂软化分离。

（2）严重烧伤伤员后期，残留小创面有严重感染者，浸泡后以利控制感染和促进创面愈合。

（3）创面感染较重为植皮做准备者；更换敷料困难者。

下肢烧伤植皮后多久能下地活动

下肢烧伤植皮后，过早下地活动，会造成创面出现破溃、水泡，移植皮片脱落等。待皮片完全成活，稳定后（约4周），创面可缠绕弹力绷带或佩戴弹力套压迫后，下垂活动。

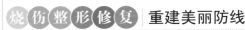

小儿烧伤

小儿烧伤后为什么极易引起休克

这是由于小儿各器官发育未臻完善,特别是中枢神经系统发育不全。就体表面积每平方米所占有的血容量较少。因此小儿的调解机能及对液体丢失的耐受性均较成人差。又由于烧

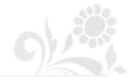

小儿烫伤

伤后因疼痛哭闹所致缺氧、血浆丢失,有效循环血量减少、电解质失调等所造成的全身功能失常远较成人严重。小儿的年龄越小、休克的发生率越高。

小儿烧伤面积的估算与成人有何不同

小儿烧伤面积的估计方法是根据小儿体表面积的特点:即头大、腿短而制定的。年龄越小,头的体表面积越大。两下肢体表面积随年龄的增长而增加。小儿头部体表面积＝9＋(12－年龄),两下肢体表面积＝41－(12－年龄),两上肢＝2×9,躯干＝3×9(含会阴部1%),臀部＝5%。小儿手掌法估计体表面积与成人相同,占体表面积1%计。

小儿烧伤严重程度是如何分类的

（1）轻度烧伤：烧伤总面积小于5%。

（2）中度烧伤：烧伤总面积为5%～15%，或Ⅲ度烧伤面积小于5%。

（3）重度烧伤：烧伤总面积为15%～25%，或Ⅲ度烧伤面积在5%～10%。此外，烧伤总面积虽不足25%，但合并有吸入性损伤、化学药物中毒、休克等情况，也划分为重度烧伤。

（4）特重度烧伤：烧伤总面积超过25%，或Ⅲ度烧伤面积大于10%。

小儿烧伤后哪些情况需要住院治疗

小儿烧伤后休克的发生率高，发生局部和全身感染的机会也较成人多。所以小儿烧伤后应该及时住院治疗。出现下列情况必须住院治疗。

（1）烧伤总面积>10%或Ⅲ度烧伤面积>0.5%。

（2）特殊部位烧伤：面部、颈部、呼吸道、会阴部、手和足等部位烧伤。

（3）化学烧伤或烧伤合并一氧化碳中毒。

（4）电击伤。

（5）发热，体温在38℃以上者及发生各种并发症者。

小儿烧伤创面处理与成人有何不同

小儿烧伤创面处理基本同成人，但还应考虑如下因素。

（1）创面用药：浓度和用药面积不宜过大。用药时易引起药物吸收过多而中毒，其次小儿皮肤娇嫩，正常皮肤或已愈合的创面应妥为保护，以免浓度较高或刺激性大的药物刺激，引起皮炎湿疹或糜烂，甚至引起脓皮症，增加创面处理的困难。

（2）创面感染可出现皮疹、疹斑、出血点、荨麻疹或猩红热样皮疹，严重全身性

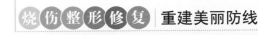

感染时,创面周围出现脓疮疹,绿脓杆菌性全身性感染时创面坏死斑多见。如有上述情况,应立即切除坏死组织。

(3)切痂范围不超过20%,以防失血过多、血容量锐减,引起全身器官缺血缺氧。

(4)小儿体温中枢发育未健全,对周围环境温度调节不及成人,夏季应以暴露或半暴露为主,冬季则以包扎为主。小儿多不合作,较小面积烧伤、尤其在肢体,宜包扎疗法,以便于护理和保护创面。对采用暴露治疗者,应适当约束别动。

(5)小儿皮肤薄,附件少,创面一经感染,损伤程度容易加深。但小儿上皮生长旺盛,只要处理恰当,创面愈合时间较成人短。

(6)切取自体皮时,要适当薄些,植皮区要妥善约束固定、以保证植皮的良好生长。

小儿烧伤后为何常出现高热

12岁以内的小儿体温调节中枢很不稳定,轻微的损伤或感染也容易引起高热,特别是婴儿,皮下脂肪少,汗腺功能不健全,体温易受周围环境温度的影响。

烧伤后一般均有不同程度的发热,体温也常常超过39℃,一般只需对症处理。

小儿烧伤后高热原因有哪些

体温持续在39.5℃以上者称之为高热。

常见的高热原因有:①创面感染;②全身性感染;③创面包扎过厚,范围过大致散热不良;④环境温度过高,多见于夏天或冬季保暖温度过高;⑤换药热,换药面积大,毒素吸收较多所致,多为一过性,与换药有明显的因果关系;⑥合并有肺部感染;⑦合并颅脑损伤,影响体温调节中枢,引起中枢性高热;⑧输液、输血反应,先出现寒战,继而高热,也为一过性,如为血液严重污染,则可能出现持续高热;

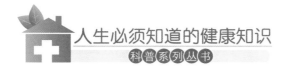
⑨脱水热,主要见于高渗脱水,系脑脱水所致,除高热外,尚可出现惊厥或昏迷；

⑩过敏反应,如药物过敏；药物热,尤其多见于持续应用大量抗生素以后。

小儿烧伤后高热如何处理

高热的治疗应包括去除病因、降温(物理和/或药物)、镇静止痉。

(1)病因治疗:尽管感染是小儿烧伤高热的主要原因,但绝非是唯一的原因。特别要强调不可盲目使用抗生素或增加抗生素的用量,更不能言目使用肾上腺皮质激素,只有在找出病因后,采取一两个有针对性的简单措施,即可使体温迅速下降。例如,环境温度过高或包扎太厚,只要给予相应处理,高热多可迅速缓解。

(2)降温:无论是否找到原因,只要体温一时难以下降,均应及时降温。①物理降温:高热初期伴寒战时,用温热毛巾擦沈,寒战消失后,即可采用冷敷、冰袋(置于颈、腋下或腹股沟部)或用45%乙醇擦浴至皮肤发红,冰盐水灌肠等。②药物降温:给小儿使用退热剂时,应谨防出汗过多引起虚脱,只有在物理降温效果差时才能减量使用。

(3)镇静止痉:小儿高热容易发生惊厥,必须同时应用镇静剂。

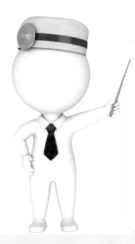

小儿烧伤后感染为何会腹胀

小儿烧伤败血症发生时,除血液、生化等实验室检验的改变,还有高热或低体温、惊厥、谵妄、昏迷、腹胀等临床表现。腹胀可能因为肠蠕动减弱,肠道菌移位,造成胃肠道胀气,腹水,腹腔间隙综合征等腹压增高现象。

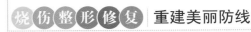

特殊烧伤

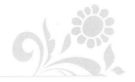

何谓电烧伤

电烧伤包括电弧烧伤和电接触损伤。后者即临床上所称的"电烧伤",系指人体直接与电源接触,电流通过身体引起的组织损伤。其实质主要是电流通过人体时产生热效应对组织造成伤害。

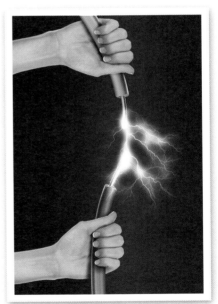

电火花

何谓电弧烧伤

电弧,指高压电的电流与人体导体接触不良时产生的电火花。电弧的温度高达2000～4000℃,虽然接触时间短暂,但由于温度高,也可使皮肤烧伤。由电弧引起的皮肤烧伤与电流通过人体产生的烧伤不一样,一般不伤及深部组织。虽外观上皮肤常呈焦黑色,但多为浅Ⅱ度或深Ⅱ度偏浅的创面。临床上应注意了解损伤的机制,注意鉴别,及时作出正确处理。

电弧烧伤的病理、生理变化与热力损伤相仿,临床治疗也同热力损伤。

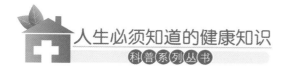
何谓化学烧伤

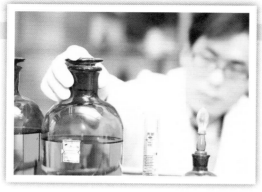

由于化学物质的特性直接或间接造成的机体皮肤及全身的损伤称化学烧伤。根据化学物质的不同，其表现和危害亦不同。

化学烧伤比单纯热力烧（烫）伤要复杂得多。化学烧伤的种类和性状化学烧伤的伤因可分两大类：一为强碱烧伤，如石灰、苛性钠、苛性钾等；二为强酸烧伤，如王水、盐酸、硫酸、硝酸、磷酸等。碱性烧伤，其渗透性强，深入皮下后使细胞脱水、溶解组织蛋白，形成强碱蛋白化合物，致使创面加深，造成更严重的深层组织破坏。二为强酸烧伤，可立即引起组织蛋白的凝固，使组织脱水形成厚痂，其厚痂有利于阻止酸液继续向深层组织内渗透，可减少组织损伤；磷酸烧伤，在战时或工农业生产中常有发生。由于磷化合物遇空气极易燃烧，氧化后变成五氧化二磷，成为一种毒性很强的物质。磷烧伤后，如果没有彻底清除皮肤上残留的磷质，磷可在皮肤上或伤口内继续燃烧，造成继发的更深与重大面积的烧伤。皮肤上或伤口内的残留磷一旦被体内吸收，又可引起全身磷中毒。

酸烧伤怎么办

急救时用大量清水冲洗伤处，随后按一般烧伤处理。此外，有些腐蚀性酸烧伤：如石炭酸，其脱水作用不如上述强酸，但可吸收进入血循环而损害肾。石炭酸不易溶解于水，清水冲洗后，可以70%酒精清洗。

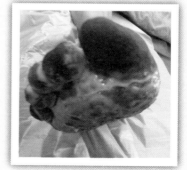

酸烧伤

苛性碱烧伤怎么办

苛性碱即氢氧化钠,急救时应大量清水冲洗,冲洗时间更应延长。碱烧伤中的生石灰(CaO)和电石(CaC_2)的烧伤必须在清水冲洗前,先去除伤处的颗粒或粉末,以免加水后产热。

碱性烧伤,其渗透性强,深入皮下后使细胞脱水、溶解组织蛋白,形成强碱蛋白化合物,致使创面加深,造成更严重的深层组织破坏,因此,深度碱烧伤适合早期切痂与植皮。

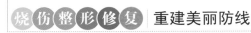

沥青烫伤怎么办

沥青又称柏油,其中煤焦油沥青毒性较大,而天然沥青的毒性最小,都有高度的黏合性,广泛用于房屋建筑、工程防腐防潮、铺路等液体沥青引起皮肤烧伤纯属热力作用,无化学致伤作用。其特点是不易清除,热量高,散热慢,故创面往往较深,且多发生于皮肤暴露部位,如手、足、面部等处。高温沥青形成烟雾经呼吸道吸入可致中毒,表现为头痛、眩晕、乏力、咳嗽、陶闷、恶心、呕吐、关节痛,甚至发热及白细胞升高等。

沥青烫伤

创面处理:由于沥青不溶于水,可用清水冷却沥青并冲洗创面周围污垢或用冰敷,待沥青冷却结成硬块后连向烧毁的表皮整块揭掉,表皮未烧毁的 I 度创面可用松节油或汽油轻拭,以清除创面上的沥青。其他处理同一般热力烧伤。

磷烧伤怎么办

(1)局部创面处理:脱离现场后,迅速用大量清水冲洗或用浸水的湿布包裹创

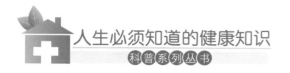
面,防止磷颗粒继续燃烧。转送途中也应用上述方法包裹创面,以防复燃。磷烧伤创面一般采用包扎疗法。禁用油质敷料,磷为脂溶性,油质可促使其吸收中毒。深度创面应尽早切痂,立即植皮,以减少以后磷吸收中毒,这是防止磷中毒的有效措施。

(2)全身治疗:对无机磷的治疗,目前尚无有效的解毒剂,主要是促进磷的排出和保护各重要脏器的功能。

何谓放射性烧伤

在发现、研究和应用放射线的过程中,或在战时核爆炸(特别是产生严重放射性沾染时)与平时核事故中,由于缺乏必要的防护,造成放射损伤。放射损伤可单独发生,也常合并有全身放射病。

核辐射检测

酸和碱烧伤后的创面 为什么不一样

酸烧伤比较表浅,因为酸使皮肤发生凝固性坏死而形成一层防止酸继续损害的痂壳,多为Ⅱ度烧伤。但如果为高浓度的强酸,尤其是接触时间较长时,亦可引起Ⅲ度烧伤。

碱烧伤较深,因为碱离子与组织蛋白结合可形成碱蛋白化合物,具有吸水作用,使细胞脱水,皂化脂肪组织,造成碱对皮肤较强的浸透性破坏。碱性蛋白为可溶性,能使碱离子进一步深入到组织内。若不及时急救处理,则形成深度烧伤。

烧伤后声音变哑有何危害

面颈部烧伤,伴有吸入性损伤者,会出现声音变哑或喘鸣,呼吸困难等症状。这是因为损伤造成喉部水肿,气道狭窄,使伤员音调改变。严重的气道狭窄会窒息,使机体缺氧,可危及生命。

吸入氨气怎么办

氨气可溶于水生成碱性的氨水,呼吸道烧伤者的表现为呼吸困难。对症状明显者可立即行气管切开术,低流量持续吸氧(氧浓度控制在24%~30%),雾化吸入,有条件可间断应用高频呼吸机或气囊加压辅助呼吸。肺水肿或急性呼吸窘迫综合征等,则应静脉滴注地塞米松及氨茶碱等。

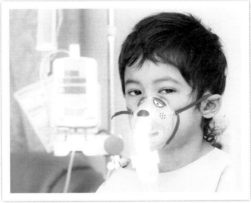

雾化治疗

如何避免吸入性损伤

(1)预险要镇定:不要盲目在火场奔跑、呼救,寻找阻燃物保护头面部。

(2)灾害现场的有效自救:遇有浓烟、刺激性气味的火灾环境中,应用湿毛巾捂住口鼻,使吸入气体经湿毛巾过滤,可减少损伤及给吸入气体降温。

(3)快速脱离灾情:了解所处环境的逃生路线,快速逃生。

(4)寻找安全地带等待救援。

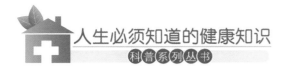
头面部严重烧伤后为何把气管切开了

因火灾严重烧伤头面部,就诊时医生第一时间把气管切开能挽救生命。发生下列情况应及时行气管切开术。

(1)声音进行性嘶哑或有喘鸣,三凹征阳性(肋间、胸骨上窝和剑突下吸气时凹陷)。给氧后呼吸改善不明显等呼吸困难者。

(2)面颈部深度烧伤. 特别是颈部环形焦痂或唇、鼻部烧伤后极度肿胀和有气道梗阻者。

(3)大面积烧伤合并上呼吸道损伤。烧伤48小时后需要翻身俯卧者,可能因体位性喉头水肿造成窒息者。

(4)急性呼吸衰竭而需要机械通气者。

(5)并发肺部严重感染或大量气管、支气管坏死黏膜脱落者、痰多、无力咳嗽或咳痰、吞咽反射消失以及已有误吸者

(6)气管插管时间大于7天者。

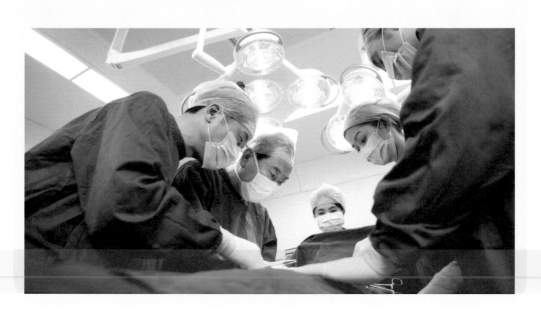

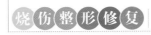

气管切开后还能说话吗

人类说话是通过呼出的气流冲击声带发声的,气管切开的部位通常在第2~第3"C"形软骨处,位于声带的下方。气管切开后,气流不再通过声门口,也就不能发音了。如果放开气管套管的气囊,再堵住套管外口,患者也可发声,但有些含混不清。气管切开是救急的治疗方法,患者痊愈后,拔出气管切开插管,一般没有什么后遗症。

烧烫伤篇

特殊部位烧伤怎么办

按人体体表区分,特殊部位指头部(包括眼、耳、鼻等)、颈部、手、足、会阴(包括外生殖器)。这些部位总面积只占体表面积的20%左右,但由于解剖特点与其他部位不同,烧伤后创面处理也有区别。又因为这些部位的烧伤都可能造成器官功能的损害,所以临床上把这些部位的烧伤视为特殊部位烧伤并作为重度烧伤来处理。特殊部位烧伤必须到烧伤专科医院治疗。

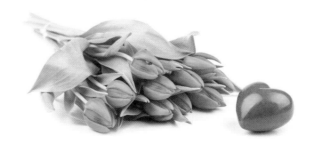

(本章编者:王佳哲、刘贤华、刘维维、冉 敏)

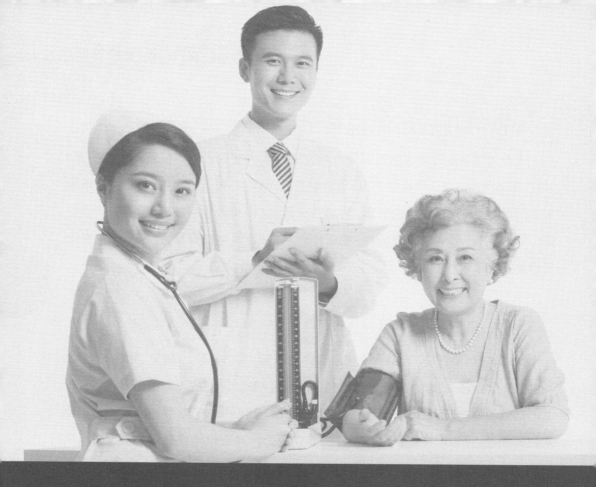

PIFU CHUANGMIAN XIUFU YU CHONGJIAN

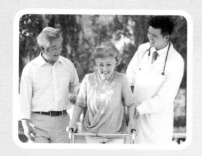
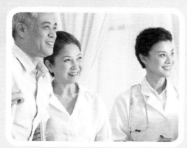
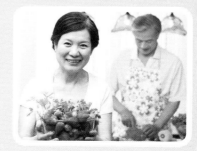

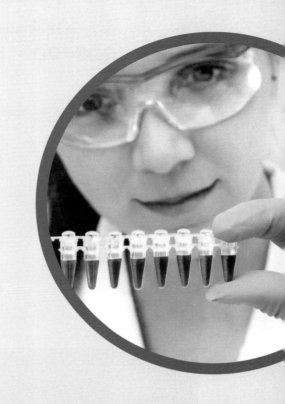

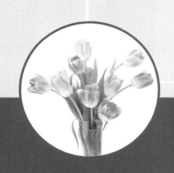

皮肤创面修复与重建

褥疮

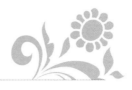

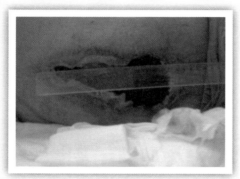

四度褥疮治疗前

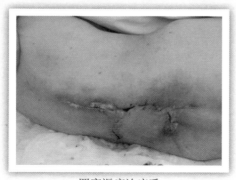

四度褥疮治疗后

褥疮具有发病率高、病程发展快、难以治愈和治愈后易复发四大特点。据不完全统计，在长期卧床患者中有80%发生过褥疮，有40%反复发生过褥疮，有10%虽然经过治疗，却无法治愈。其中，病程达到10年以上的有20%，病程最长的有25年。有的发生褥疮时只有1元硬币大小，由于处理不当，仅几个月就发展成碗口大的褥疮甚至更重。

那么褥疮究竟是怎么得的呢？怎么才能避免褥疮的发生呢？在发生褥疮后，我们应该怎么做呢？下面我们将为大家做系统的介绍。

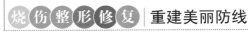

褥疮是什么

褥疮,医学上称压力性溃疡,是因长期卧床,生活不能自理或者长期乘坐轮椅不能站立和行走造成局部组织持续受压,血液循环障碍、营养供应减少和免疫功能降低导致皮肤及皮下组织坏死。简言之就是皮肤被压坏了。好的皮肤就像新鲜的水果,当水果受到外力的压迫或者撞击,表皮及深部肉质会变质、变味儿直至腐烂。人的皮肤也是这样,当皮肤长时间受到压迫,没有血液的供养,局部就会发生破溃,产生异味,反复的破溃就会加重皮肤的溃烂,演变成我们所说的"褥疮"。所以,褥疮多发生于长期卧床的患者。

皮肤创面修复与重建

长期卧床患者一般包括以下人群

(1)瘫痪、偏瘫、截瘫或脑瘫患者。

(2)昏迷的患者。

(3)大小便失禁的患者。

(4)使用支架或石膏的患者。

(5)麻痹患者(下肢麻痹、四肢麻痹和半身麻痹等)。

(6)营养不良。

(7)身体衰弱者。

(8)疼痛的患者,为避免疼痛不敢活动。

(9)老年人。

(10)发热患者。

(11)肥胖者。

(12)服用镇静剂的人。

如果属于其中一种人群,就一定要重视褥疮的预防了,以避免发生褥疮。

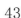

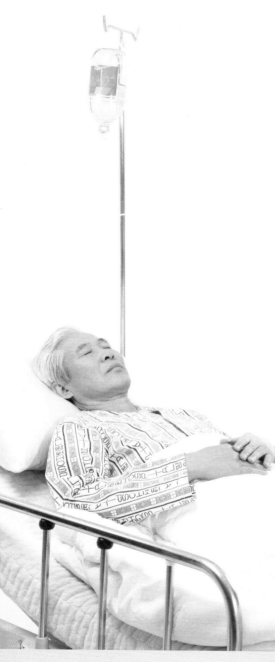

长期卧床患者为什么会发生皮肤溃烂

通俗来说，长期保持一个姿势，使局部皮肤受压过度，即可造成皮肤溃烂。大概包括以下几种情况。

（1）长期卧床的患者由于在床上不能随意翻身、卧床时间长，背、臀等部位皮肤经常受到身体的挤压。这种情况下，皮肤的血液循环变得很差。

（2）神经有损伤的患者，在功能发生障碍后，影响神经对皮肤的营养，使患者容易发生皮肤损伤、坏死和溃疡。

（3）皮肤不能经常透气，也是形成原因之一。

（4）长期卧床的患者卫生条件比较差，行动困难不易保证个人卫生，如不经常洗澡、换衣服等，这就很易生成褥疮，生成后难以治疗。

褥疮是在以上几种情况下生成的，生成后如没有能力或条件改变这几个情况，褥疮就会继续生成，生成的又难以治愈。对褥疮通常采用外治的方法，涂消炎药，实际上治愈困难。因为溃疡面的血液循环很差，造成伤口不容易愈合，久之会形成长期不愈合创面。

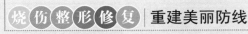

哪些部位皮肤容易溃烂

　　褥疮最容易发生于下半身的骨隆突上（即骨头突起的部位），其次是发生于髋（即胯部骨头突出部位）及臀部周围（平躺时受压部位），下肢发生率较少。比较典型的褥疮发生部位为骶骨、股骨大转子、坐骨粗隆、足跟及外踝，这些都是不同卧姿最容易被压迫到的部位，是患者经常不变换体位时产生褥疮最危险的部位。

瘫痪患者为什么会得褥疮

　　1. 压迫

　　皮肤长期受压的任何原因均可导致褥疮的发生。截瘫患者由于截瘫平面以下感觉及运动功能丧失，不能自己调整体位，身体长期处于一种位置，最易发生褥疮。

　　2. 潮湿

　　潮湿本身不会直接引起褥疮，但受压部位皮肤若浸泡在尿液和汗水中，由于这些身体的分泌物和排泄物对患者皮肤有刺激性，可对皮肤产生特殊损害，从而加快受压组织褥疮的发生。

　　3. 摩擦

　　皮肤受压同时若有摩擦运动可加快褥疮发生。因摩擦产生的力量会导致皮肤局部缺血坏死。

　　4. 感染

　　皮肤的局部感染，脓肿形成，炎症扩大，形成大片皮肤坏死。

　　5. 身体一般状况不良

　　患者的身体状况与褥疮发生也有一定关系，如高龄患者，因创伤或疾病所造成患者机体变化、营养不良、贫血、水肿、消瘦等对褥疮的形成起一定作用，但不是根本因素。因为由于事故或疾病而被突然限制自由活动的健康青壮年同样可能出现褥疮。

皮肤创面修复与重建

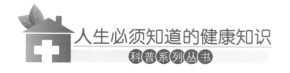

褥疮患者会烂成啥样

虽然一般认为褥疮的形成是一种慢性损害过程，但仍然有一个急性期。由于压迫形成红斑和充血及一系列皮肤受损后出现的变化，皮肤开始出现组织坏死。如果伴有感染，则有脓肿形成。在反复不愈的溃疡中，受损害的组织破坏较深，从皮肤到脂肪至更深的组织，甚至可侵入到骨和关节，造成骨和关节破坏，引起骨髓炎和关节感染，进而产生脱位和病理性骨折。

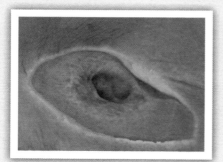

褥疮未愈

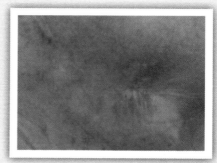

褥疮治愈

褥疮如何分期

根据褥疮范围及病变程度，可将褥疮分为四度。

(1) Ⅰ度 受压部位皮肤发红，表皮糜烂，有少量分泌物渗出。

(2) Ⅱ度 皮肤全层破溃，但皮下组织尚未累及。

(3) Ⅲ度 皮肤破溃深达皮下组织，累及筋膜和肌肉，但骨组织未有损害。

(4) Ⅳ度 皮肤破溃深达骨组织，同时伴有骨坏死和骨感染。

褥疮越来越大，已经烂到骨头了，该怎么办

褥疮因组织坏死、引流不畅、外部细菌的侵入，可引起急性感染，严重者发生骨髓炎甚至细菌会随着创面进入血液中引起败血症，而导致患者死亡。如果褥疮越

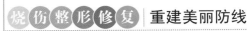

来越大,一定要控制感染,找专业医生根据创面细菌培养、药敏试验选用敏感抗生素,加强创面换药并尽快到医院接受正规全面的综合治疗。

褥疮患者为什么要加强营养

巨大褥疮,尤其是多发性褥疮,创面较大使营养大量丢失,消耗的营养远大于摄入的营养。据测定,需要引流的大褥疮每日要丢失30克蛋白质。如果患者有重度营养不良,缺乏伤口愈合和组织修复所需的蛋白质和热量,是不能有效地治疗褥疮的。因此,褥疮患者需加强营养,给予高蛋白、高热量、高维生素的饮食。

皮肤创面修复与重建

得了褥疮应该注意些什么

预防褥疮的方法如下。

(1)勤翻身:一般每两三个小时给患者翻身一次,最长不超过4小时,使患者轮流保持平卧位,左、右侧卧位。翻身时应避免推、拖、拉等动作,防止擦伤皮肤。骨突处如骶尾部、髋部、肩肘部、外踝、足跟、枕部等可使用气圈或棉圈垫使突出部位悬空,减少受压。还要选择合适的床垫,一般用海绵垫,有条件的可用气垫床。

(2)多按摩:对褥疮易发部位进行检查,每日3~4次,按摩时手掌或拇指紧贴皮肤,压力由轻到重,再由重到轻环形按摩。

(3)注意保持皮肤和床褥干燥:如大小便失禁,应及时清理;定期用温水给患者擦澡、按摩以促进血液循环,改善局部营养状况;对于汗水浸湿、尿湿的床垫要随时更换;擦洗后在背部、骶尾部扑上爽身粉。

(4)营养好:饮食上给予营养丰富易消化、低糖、低盐、低脂的食物,保证患者有足够的营养。

周围血管病变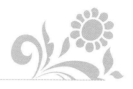

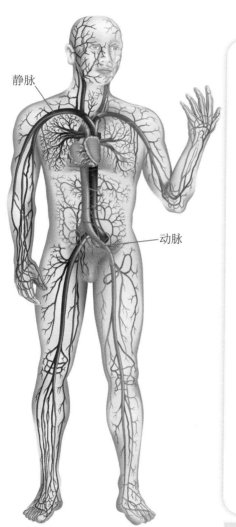

静脉

动脉

什么是周围血管病

临床上将心脑血管病以外的血管疾病统称为周围血管病，包括动脉、静脉及淋巴三个系统的疾病。据世界卫生组织调查，周围血管疾病是一种危害性极强的高发病种，若长期不愈，病情将呈进行性发展，重者将导致截肢致残，甚至危及生命。

周围血管病会导致截肢吗

据不完全统计，全国每年约有50万条腿因脉管病、糖尿病足（坏疽）被高位截肢，200万只脚（腿）坏疽、溃烂无法愈合。

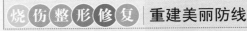

常见的周围血管病有哪些

（1）常见的外周动脉疾病：动脉硬化性闭塞症、糖尿病周围血管病变、血栓闭塞性脉管炎、大动脉炎、雷诺氏病、红斑性肢痛症等；

（2）常见的静脉疾病：浅静脉曲张、血栓性静脉炎、深静脉血栓形成、慢性下肢静脉功能不全及其并发的淤积性皮炎、湿疹、慢性溃疡等；

（3）常见的淋巴管疾病：丹毒、淋巴水肿等。

周围血管病有哪些表现

如果您出现了下肢发凉、麻木、小腿抽筋、疼痛无力、不能走远路、脚趾苍白或青紫、皮肤破溃坏疽、甚至夜间疼痛难忍；手指、脚趾遇冷或常年变色；不明原因的全身乏力、低热、头晕、视物不清、血沉增快，没有脉搏；下肢突然胀痛或经常肿胀、酸沉；浅静脉屈曲隆起，小腿皮肤颜色改变、皮炎、湿疹、肢体沉胀、溃疡不愈；或出现沿静脉走行的红肿疼痛、硬结条索等症状，要当心有周围血管病。

为什么周围血管病患者要及早诊治

下肢静脉疾病如浅静脉曲张、深静脉瓣膜功能不全，如不及时治疗则会导致静脉功能不全、淤积性皮炎、反复浮肿、沉胀无力、皮肤溃疡不愈、血栓性静脉炎等，并逐渐丧失劳动能力，严重者可引起深静脉血栓、肺栓塞，甚至危及生命。外周动脉疾病包括急、慢性肢体缺血病变，如不及时治疗则会肢体疼痛无力、皮肤破溃严重影响生活质量，甚至严重肢体缺血坏死而截肢，丧失自理能力，而且由于肢体缺血症状明显增加了严重心血管、脑血管疾病发生率。据统计，严重肢体缺血病变患者中1年内即死于心血管、脑血管疾病者高达50%。因此，疑有周围血管疾病的患者应及早到医院诊治。

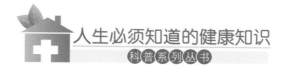

"运动疗法"治疗间歇性跛行的好方法

运动疗法对周围动脉闭塞症所致的间歇性跛行有良好的疗效。它可以改善全身血液循环和新陈代谢，增强各组织及器官的功能活动，提高和发展身体的代偿功能，使外周血流重新分配，增加缺血肌肉组织中的毛细血管数量，增加血流量，降低血液胆固醇和甘油三酯的含量，降低血液黏滞度，改善血管内皮细胞功能，降低疼痛敏感性，减轻跛行症状。

运动疗法目前被认为是一种安全、操作简便、费用小、可靠的方法。

（1）运动疗法的具体实施：①伯格（Buerger）运动：患者仰卧，患肢抬高60度，保持3分钟；然后坐起，使小腿下垂于床边，持续5分钟；再仰卧，下肢平放于床上5分钟。每次练习10次伯格运动，每天练习3~5次。②步行：先进行慢速（70~100步/分钟）行走，待适应后改为中速行走（100~120步/分钟）。出现跛行后再坚持行走100步后休息。跛行患者运动应达到接近最大疼痛时停止最好。

（2）运动强度：运动时心跳次数在100~110次/分钟，运动时比安静时心跳次数不超过30次。

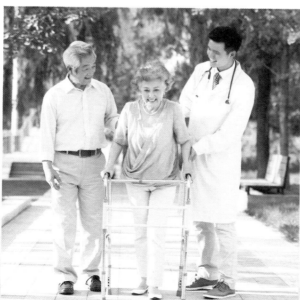

（3）运动时间：30~60分钟/次。

（4）运动频率：每日2次。

（5）禁忌证：发热、感染、血栓性静脉炎、深静脉血栓形成、动脉瘤患者。

（6）另外：戒烟、控制血糖、控制血压、控制血脂也很重要。每天吃进去的东西要想办法排出去。

下肢动脉粥样硬化闭塞症患者出院后应注意哪些问题

（1）保持下肢动脉的通畅尤为重要。

（2）减少"三高"症对身体的损害。

（3）保护下肢的皮肤不受到损伤。

（4）促进血液循环。

（5）长期口服"肠溶阿司匹林"是有效的。

（6）口服扩张血管药物是有效的。

（7）进行行走锻炼有一定效果。

（8）注意清淡饮食。

（9）多饮水。

总之，保持血压、血脂、血糖在正常范围，保持血液循环通畅、顺利是很重要的。

双下肢自发皮肤变黑溃烂，是得了什么病

双下肢自发皮肤变黑溃烂，多是周围静脉血液流通障碍，长期使双下肢组织缺氧，终于导致踝部（尤其是内踝）的皮肤障碍病变，如皮炎、湿疹、色素沉着等，严重者发生溃疡。这些溃疡可为单发，也有的多发；有的长期不愈，有些则反复发作；极少数溃疡变为巨大溃疡，甚至发生恶性变化。周围静脉病大多数反复发作，经久不愈，甚至造成不良后果。

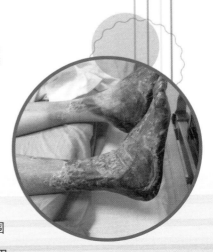

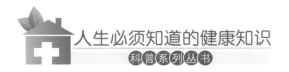
消除老烂腿，改善生活质量

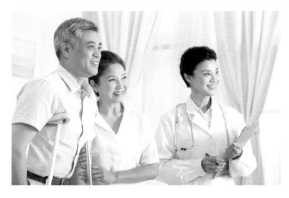

随着中国老年人口的增加，如何提高老年人生活质量成为大家普遍关心的问题。在日常生活中经常能看到有许多中老年人有不同程度的下肢皮肤营养性改变，包括皮炎、湿疹、色素沉着、脱屑、甚至慢性溃疡形成等。他们一直以为自己得了皮肤病，辗转于多家医院，使用了多种内服、外擦药物都不见好转。由于皮肤湿疹和瘙痒，经常用手抓挠，造成皮肤破损、细菌侵袭，容易引起丹毒或软组织炎症，如果伴有足癣更会引起混合性感染，难以治愈且反复发作。下肢的溃疡经常发炎，出血或流脓，有的患者的溃疡甚至烂至骨头引起骨髓炎，造成洗澡不便、行走困难，甚至截肢，严重影响了生活质量。其最严重的并发症是形成下肢深静脉血栓、肺栓塞而危及生命。

周围血管病为什么会疼痛

疼痛主要是由动脉供血不足和静脉高压和淤血引起的。

严重的动脉和静脉病变，多能引起肢体持续性疼痛，而以动脉闭塞者为最。动脉性静息痛主要是由于缺血性神经炎引起。静息痛可以突然发生，也可逐步发展而来。供血不足引起的疼痛，抬高患肢后症状可加剧，夜间疼痛显著加重。因此，不少病情严重的患者，终夜端坐抱膝，呻吟不止，不能平卧入睡。当患肢发生溃烂或坏死后，疼痛的程度更加剧烈。静脉性静息痛一般为沉重、酸胀和胀痛感。深静脉血液倒流和回流障碍性病变时，一般在站立时间较长后，均可发生疼痛，平卧并抬高患肢后，即可减轻或消失。

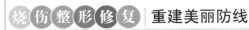

动脉硬化性闭塞症患者
日常生活中要注意什么

（1）积极防治高血压、糖尿病及脑动脉硬化等疾病。

（2）避免精神紧张和过劳。应保持乐观，切忌紧张、狂喜、暴怒、悲恐和受惊。

（3）日常宜食用低糖、低脂和低胆固醇饮食，以维持正常的体重。饮食要清淡，多食富含维生素C的食物，并限制糖类饮食，控制食量。如新鲜蔬菜、水果和富含蛋白质的食物如瘦肉、豆类和豆制品。少吃油腻、动物脂肪、动物内脏，以免造成血脂过高，促使动脉硬化。

（4）戒烟、限酒。

（5）皮肤皲裂、倒刺、指甲过长或过短也会造成皮肤破损，造成感染，甚至截肢。要经常擦护手霜等护肤品，保持皮肤的滋润。

（6）有些人有烫脚的习惯，水温控制在38～40℃为宜，尽量不要使用热水袋。保持正常的起居规律，按时作息，防止受寒。

（7）避免外伤，穿鞋宜宽松舒适，不宜久坐久立。

（8）运动方面要注意，不要在温度过低的时候外出运动，自我感觉不冷为好，散步对于下肢动脉硬化的患者比较适宜。

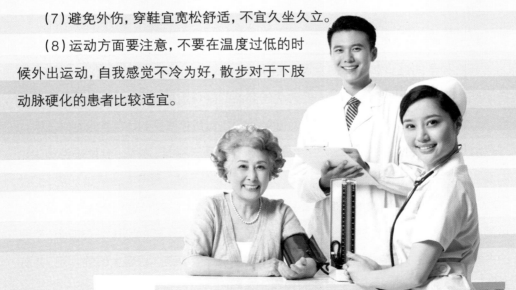

皮肤创面修复与重建

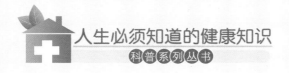
足背动脉搏动减弱了怎么办

足背动脉搏动减弱了就是动脉硬化了!

据我国的调查报告,60岁以上的人群中动脉粥样硬化发病率达79.9%,绝大多数患者有长期吸烟史和嗜食肥油腻的生活习惯。病变可累及四肢动脉,以下肢多见,出现脚部发凉,麻木、抽筋感,甚至疼痛。且病情较重患者多伴有冠心病、高血压、脑血栓、糖尿病等。

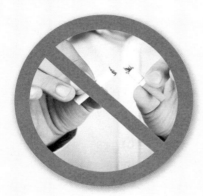

治疗首先必须戒烟。其次是预防性足部护理。每日应以微温水洗足;对干燥和有鳞屑的皮肤需用羊毛脂等润肤剂;足部不宜接触热水垫和电热垫;天寒时可穿宽松的羊毛袜以保持足部温暖;如足部畸形应穿专门定制的靴以减轻损伤;避免赤脚行走,同时,积极治疗原发性疾病,如高血脂、高血压、糖尿病等。

中药药浴对周围血管病有作用吗

随着科学的进步和社会的发展,人们对药物副作用的认识越来越深。我国古代医学家早就提出"是药三分毒",近代化学药品的副作用更为突出。因此,欧盟及美国、日本等国家,把目光集中在我国传统的医学上,自然疗法受到了前所未有的重视。"足浴"即时利用足部的经络及生理原理,根据中医药辩证、辨病、分型理论施治,以清热解毒、活血化瘀为法,通过熏洗、足浴、热熨等方法,利用皮肤渗透功能,促进中药药性吸收,使足部的病理状况得到改善,从而调节人体的脏腑平衡及气血循环,达到止痛、减少渗出、改善水肿、促进创面愈合等目的。几十年的临床研究证明,不同的中药浴足可有效控制下肢相关病变的进展,达到清热解毒、祛腐生肌的作用,并有改善肢体缺血症状、促进侧支循环的建立、促进创口愈合、降低截肢平面等作用。

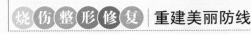

您是否患上了外周动脉疾病

如果您出现了下肢发凉、麻木、易疲劳，行走后小腿疼痛甚至夜间痛，足部皮肤苍白、紫红或发黑甚至出现溃疡和坏疽等症状时，当心自己患上了外周动脉疾病！要及时到正规医院就诊。通常医生会仔细询问您的病史如血脂、血压、血糖及心脑血管等方面的情况，并认真检查您的肢体颜色、皮温及动脉搏动情况。还会做一些仪器方面的检查。如彩色多普勒超声检查可观察到动脉管腔狭窄或闭塞病变的程度和范围，是一种较准确的无创性检查方法。还有电子计算机断层扫描（CT）动脉造影和磁共振血管造影能提供动脉的解剖形态，但有一定缺陷。另外，数字减影血管造影（DSA）动脉造影，是诊断动脉狭窄或闭塞的"金标准"，对决定是否行下肢血管重建具有决定意义。医生会选择适合您的检查，并给出所患疾病的明确诊断及最佳治疗方案。

下肢慢性缺血性疾病的生活饮食指导

下肢慢性缺血性疾病主要包括动脉硬化性闭塞症、糖尿病外周血管病变血栓闭塞性脉管炎等疾病。生活饮食指导是这类疾病治疗的重要组成部分，详情如下。

（1）戒烟：吸烟引起血管收缩，血液循环不好，所以要绝对戒烟。

（2）注意保暖：为保证血供，应穿较厚、保暖的袜子。

（3）注意足部病变：足部小的外伤、鞋子磨脚、反甲等都可导致溃疡和坏疽的发生。每天坚持温水洗脚，保持足部清洁，切勿过热而烫伤。

（4）坚持每日步行：每天缺少一定量的活动，血液循环会越来越差，为了改善血液循环，每天需坚持步行，但以不出现疼痛为佳。

（5）改善不规则生活习惯：精神紧张、偏食、生活不规律都会导致动脉硬化的恶化，所以要保证良好的、规律的生活习惯。

（6）定期接受医生治疗：如果间歇性跛行症状加重，会导致足部溃疡发生，所以

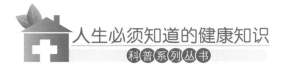

要坚持定期治疗。

（7）当心胆固醇：胆固醇是导致动脉硬化的第一位因素，要尽量控制摄入墨鱼、鸡蛋、肉等富含胆固醇的食品，尽量多吃豆腐、大豆制品等植物性蛋白食品，油类以植物油为主。

（8）控制能量：不仅是点心、果汁、砂糖、咖啡、水果，主食也要减少，以减少能量的摄取。

（9）减少盐分摄入量：高血压患者要把每日盐的摄入量控制在3～8克，血压正常的人也不要摄盐过多。

（10）适量饮酒：动脉硬化和高血压患者过量饮酒会诱发脑梗死、心肌梗死，所以饮酒要适量。

（11）调理饮食：如果觉得食物摄入量不够，可以适量增加蔬菜、海藻类食品，可以防止动脉硬化。调味品要严格控制，可以用柠檬、柚子、芝麻等来调香味。

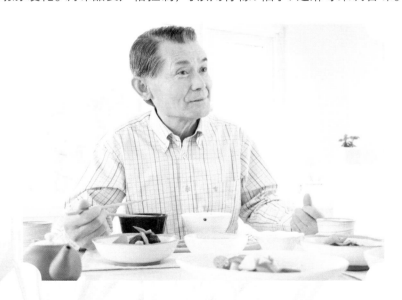

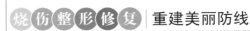

糖尿病足

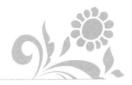

　　糖尿病患者由于血管和周围神经病变，常导致皮肤营养障碍，皮肤受损后，与正常人相比愈合较慢，容易出现继发感染，从而引起难以愈合的创面，医学上称这种创面为"溃疡"。在日常生活中，我们应该怎样辨别糖尿病性溃疡呢？糖尿病性溃疡又有什么样的特点呢？身边或者家中有类似患者除了寻找专业的医生诊治之外，我们应该怎样对待有糖尿病性溃疡的患者呢？

什么是糖尿病足

　　糖尿病足是糖尿病综合因素引起的足部疼痛、皮肤深溃疡、肢端坏疽等病变的总称。

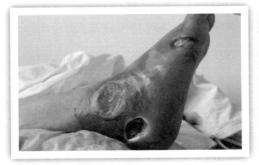

糖尿病足治疗前

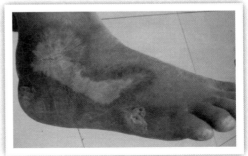

糖尿病足治愈

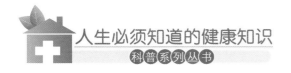
糖尿病足有哪"三高"，其危害是什么

糖尿病足的"三高"为：①发病率高 ②截肢率高 ③病死率高。

糖尿病足是较严重的糖尿病并发症之一，在初期仅表现为麻木、发凉、感觉减低、易受伤、浅表伤口不易愈合等情况，而后期则日趋严重。在该病的发病率中，老年糖尿病患者位居第一，应当引起老年糖尿病患者的高度重视。在截肢的糖尿病足患者中，有相当一部分人是因对足部的破溃不重视，失治、误治而造成的。给糖尿病患者的第一忠告就是：当糖尿病患者出现足部异常症状时，一定要到医院检查您的脚，积极的防治会大大减少糖尿病足的危害。

糖尿病足症状如何辨别

糖尿病足症状如何辨别呢？糖尿病足的发病初期主要表现在患肢发凉，麻木，酸胀或疼痛，遇寒加重，遇暖稍减，间歇跛行，患肢局部皮温下降，皮肤颜色正常或苍白，肢端出现瘀斑，或者患足疼痛，肌肉萎缩，皮肤干燥或水肿；后期随病情发展，趾端脚腿出现坏疽溃烂，创面棕灰，脓似粉浆污水，气味恶臭，脓腐难脱，或脱后肉芽暗红，脓水清稀，创口日久不敛。

糖尿病患者洗、泡脚时为什么要格外小心

（1）足部血供差，糖尿病患者常常感到足部发凉，包上棉被也没用，喜欢用热水袋焐脚，用热水烫脚。晚上睡觉前，一盆热水烫烫脚确实有解乏的功效，而且也有一定的保健作用，但是糖尿病患者应特别慎重。

（2）糖尿病患者因为周围神经病变导致足部的皮肤感觉功能减退，无法准确判断水温的高低，足部不知趋利避害，即使泡在很烫的水里往往也感觉不出来。严重的患者在自己烫伤的时候还不知道，使烫伤进一步加重。

（3）因为正常人皮肤遇到较高温的热水的时候，局部的血管会扩张，血流会加快，这样血液会把多余的热量带走，使局部不致受到伤害，而糖尿病患者这种功能会大大下降。糖尿病足病变使皮肤血管不能正常扩张，血供的减少也使皮肤没有足够的血液把热量带走，使热量在局部聚集而容易发生烫伤。而一旦发生烫伤后，由于足部组织营养变差，恢复能力较低，往往演变成坏死。

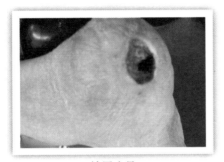
糖尿病足

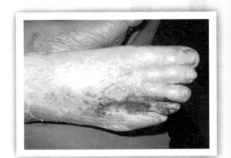
糖尿病足

如何预防糖尿病足

糖尿病足的预防不难，但不简单。

（1）脑子里绷紧五根"弦儿"：积极从思想上预防糖尿病足的发生是每一位糖尿病患者应该重视的，患者脑子里要绷紧五根"弦儿"。首先是控制血糖。糖尿病足主要由于糖尿病造成周围血管、神经病变继发感染所致，而控制血糖是减缓周围血管、神经病变发生的有效手段。并且高血糖也易发生感染，所以严格控制血糖是非常关键的一步。二是由于周围神经病变是糖尿病足发生的重要因素，所以适当的营养神经药物及适当的足部按摩也是有益处的。三是保护脚。不要穿过紧的鞋袜，不要光脚行走，还要尽量避免修脚以减少足部受伤的概率。四是积极治疗脚气。一般患者有不同程度的足部真菌感染，真菌感染也是创面难愈的因素之一。另外，做腿部的非负重运动（如在床上做屈伸腿部的运动）可在一定程度上改善下肢循环。

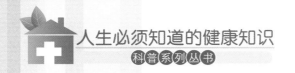
（2）慎之又慎莫烫脚：晚上睡觉前，一盆热水烫烫脚确实有解乏的功效，而且也有一定的保健作用。但是，并不是所有的人都很适合烫脚的，尤其是糖尿病患者应特别慎重。当人体的皮肤遇到较高温的热水的时候，局部的血管会扩张，血流会加快。这样血液会把多余的热量带走，使局部不致受到伤害，而糖尿病患者这种功能会大大下降。

身为糖尿病患者，您可知道：当您烫脚时，一方面足部皮肤因感觉异常而无法判断水温的高低，使足不知趋利避害；另一方面，微循环障碍和血管病变使皮肤血管不能正常扩张，血供的减少也使皮肤没有足够的血液把热量带走，使热量在局部聚集发生烫伤。严重的患者在自己烫伤的时候还不自知，使烫伤进一步加重。糖尿病患者足部烫伤后发生感染的概率大大增加，给患者带来很大痛苦和损失。所以，强烈建议糖尿病患者洗脚时一定要慎重。糖尿病患者在洗脚时，建议水温不要超过体表温度。生活中小小地在意一下，有时会免去您很多身体、时间和经济上的损失。糖尿病患者更应在意生活中的细节。

糖尿病足患者日常生活中要注意什么

（1）防治足烫伤：注意洗脚水温，不能使用任何方式给足加温。

（2）防治足创伤：剪指甲、修剪老化的皮肤和老茧时应慎重；鞋子应软、透气，鞋底应平展；不赤脚走石子路或使用对足底施重压的保健仪器。

（3）治疗脚气：注意保持趾缝间的清洁干燥，注意足部皮肤的光泽，防止足干裂。

（4）应注意观察和检查，如出现以下症状时应及时就诊：足部是否有发凉、疼痛、感觉异常、行走无力等感觉；皮肤颜色发白或发紫，皮温减低，皮肤干燥、裂口或形成茧，脚趾甲增厚变形；触摸足背动脉、胫后动脉是否存在，和上肢桡动脉比较是否相同，平卧位抬高下肢观察足趾是否变白；一旦发现足部皮肤出现红肿、糜

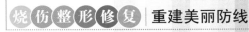

烂、水疱等，必须及时诊治。

（5）定期进行血管检查、多普勒血管检查或动脉超声检查：判断下肢动脉有无硬化闭塞及下肢缺血程度等。

（6）养成良好的饮食、起居习惯：饮食要定时定量、低糖，不吃过咸的食物。

（7）严格控制血糖：按时服用降糖药或皮下注射胰岛素，定时测血糖。

皮肤创面修复与重建

治疗糖尿病足部溃疡的十项基本原则

（1）控制血糖。

（2）改善系统功能、纠正代谢失常及减轻水肿。

（3）分清创，合理使用敷料和包扎疗法。

（4）动脉血运的重建。

（5）合理使用抗生素，控制感染。

（6）控制疼痛。

（7）创面的重新改造。

（8）减轻足底压力。

（9）治疗合并症。

（10）教育指导患者。

糖尿病患者足部的护理措施和保养方法

在糖尿病确诊后，首先应积极控制糖尿病，严格控制高血糖，同时控制高血脂、高血压和各种导致早期动脉硬化的因素，以上均应作为一项预防糖尿病肢端

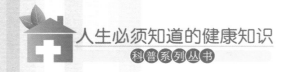

坏疽的长期任务，使患者血管和神经病变发展慢一些、轻一些、少一些。糖尿病足发生溃烂的诱因常常是足部很微小的损伤。一个很小的伤口常常可能导致患者丢掉一条腿。在截肢的糖尿病足患者中有相当一部分人是因对足部的破溃不重视，失治、误治而造成的，所以足部保护对糖尿病患者来说显得尤为重要。糖尿病足预防的重要性远高于治疗，强调对糖尿病患者进行糖尿病足的护理指导，尤其是对伴糖尿病足危险因素的患者，对减低糖尿病足溃疡或截肢的发生有重要意义。要达到上述目的，除要做到从思想上高度重视足部护理，还要养成良好的足部卫生习惯。

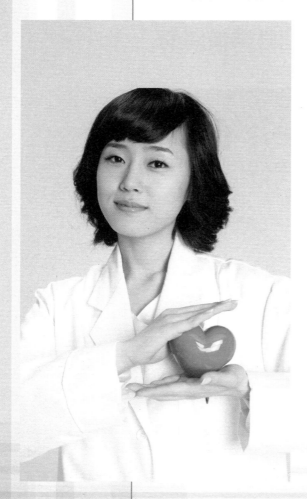

（1）坚持每天用温水泡脚，仔细擦干，特别是脚趾之间。温度应低于37度，并适当用双脚按摩互搓，促进足底血液循环。

（2）洗脚擦干后用剪刀小心地修整趾甲，平直地剪趾甲并把边缘磨光滑。

（3）脚上长了鸡眼、老茧或疣子，千万不要自己处理，一定要去医院找医生处理。绝对不能用化

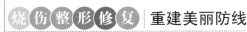
学物质或膏药来去除。

（4）不要打赤脚，以防被地面的异物刺伤。

（5）尽量选择棉布袜，袜边不要太紧，避免袜口勒出印痕

（6）天气冷时，不要使用热水袋或热水瓶暖脚，以防烫伤。可用厚袜及毛毯保温。

（7）避免穿小鞋，硬底鞋、高跟鞋，以防足部运动受到限制，对于运动，要穿运动鞋。

（8）每天换袜子，不要穿有破损的袜子，保持鞋内干燥卫生，勤洗鞋底，积极预防脚气。

（9）一旦出现水疱、开裂、割破、抓破或疼痛，患者应立即告知医务人员。

（10）对于干燥的皮肤，应该使用润滑剂或护肤软膏，但不能用在脚趾之间。

许多糖尿病足都起因于足部的外伤，如果伤口出现感染或久染不愈合的症状，应及时就诊，进行专业的处理。平时生活中，如果下肢出现水疱、割伤、发红、变硬、破溃、局部发热、局部发凉等症状，患者应立即告知医务人员。

皮肤创面修复与重建

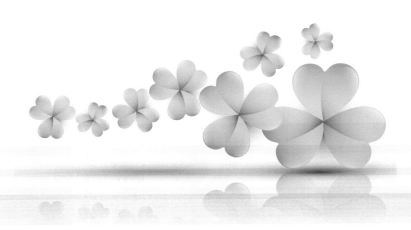

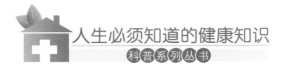
慢性骨髓炎

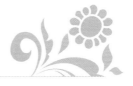

开放性骨折后伤口10年不愈，伤口向外排骨渣，是得了骨髓炎吗

老李10年前遭遇车祸，左小腿骨折，伤口长期不愈，形成窦道，曾多次接受手术治疗。但因为创口内感染始终未能根除，炎症扩散，多次引起急性发作，全身发冷发热，局部红肿，经切开引流或药物控制。如此反复发作，全身健康情况也变得很差，现在偶有小块死骨排出。X线照片可显示死骨及大量较致密的新骨形成。医生告诉老李：开放性骨折后伤口10年不愈，伤口向外排骨渣，那就是得了慢性骨髓炎，应及时到医院诊治！

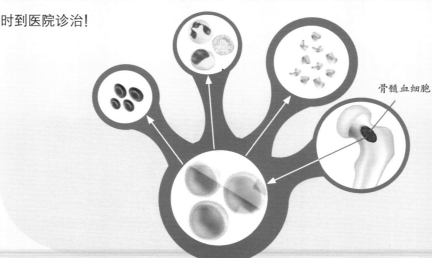

骨髓血细胞

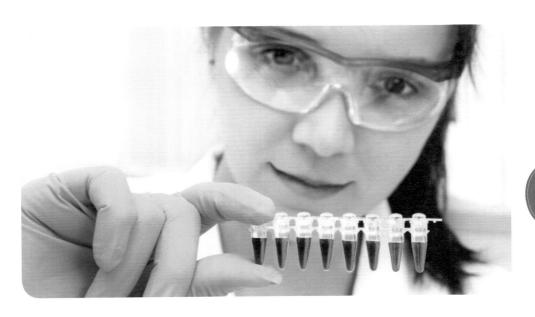

为什么骨髓炎会导致贫血

　　慢性化脓性骨髓炎病程迁延，长期反复急性发作，低热和窦道内脓性分泌物的排出，对全身将产生慢性消耗性损害，导致贫血和低蛋白血症。这些并发症的存在，降低了身体的抗病能力，对慢性化脓性骨髓炎的治疗更增加了不利因素，从而形成恶性循环。因此，在慢性化脓性骨髓炎的治疗中纠正贫血及治疗低蛋白症甚为重要。

反复化脓性的炎症会导致全身性淀粉样变吗

　　反复化脓性的炎症会导致全身性淀粉样变，淀粉样变分全身性与局限性两种。全身性淀粉样变并发于慢性化脓性骨髓等长期反复化脓性的炎症。表现为全身脏器的细胞间隙、血管基底膜上淀粉样物质的沉积。沉积物实际上是一种蛋白类物质，但具有遇碘变蓝的性质。病变的脏器常发生严重的功能障碍。幸运的是，该病在我国罕见。

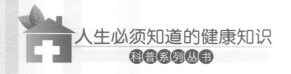

慢性骨髓炎有截肢的可能吗

慢性骨髓炎创口经久不愈,如果肢体产生严重畸形、肢体功能大部丧失者已发生癌变者可考虑作截肢手术。

慢性骨髓炎后的布劳德氏脓肿
和加利氏骨髓炎是什么

急性期的症状消失后,一般情况好转,但病变持续,转为慢性期。由于死骨形成,较大死骨不能被吸收,成为异物及细菌的病灶,引起周围炎性反应及新骨增生,形成包壳,故骨质增厚粗糙。如形成窦道,常经年不愈。如引流不畅,可引起全身症状。如细菌毒力较小,或机体抵抗力较强,脓肿被包围在骨质内,呈局限性骨内脓肿,称布劳德氏脓肿。常发生在胫骨上下端,起病时一般无明显症状,仅于数月或数年后第一次发作时才有局部红肿和疼痛。

如病变部骨质有较广泛增生,使髓腔消失,循环较差,发生坚实性弥散性骨髓炎,称加利氏骨髓炎。最常发生在股骨和胫骨,以间歇疼痛为主。

慢性化脓性骨髓炎会并发哪些疾病

慢性化脓性骨髓炎可引起全身并发症,如:	①贫血、低蛋白血症; ②全身性淀粉样变。
局部并发症,如:	①病理骨折;　②骨不连; ③化脓性关节炎; ④脊髓或马尾神经受压;　⑤恶变。

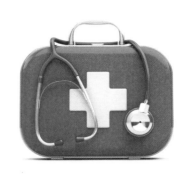

慢性骨髓炎该如何诊断

（1）注意发病原因及经过，有无碎骨片从窦道排出，有无创口反复破溃流脓史，了解最后一次发作的时间与病程及经过何种治疗。

（2）注意有无肢体畸形、关节挛缩及功能障碍。注意有无窦道及其数目、部位、分泌物性质、周围瘢痕情况，有无急性炎症等。

（3）X线检查

患区正侧位X线摄片，必要时可行CT或体层摄影，以明确死骨及空洞所在的部位。有窦道者，应行窦道造影，以了解窦道的方向、范围与深度。

为什么会得慢性骨髓炎

形成慢性骨髓炎常见的原因如下：①骨髓炎在急性期未能及时和适当治疗，有大量死骨形成。②有死骨或弹片等异物和死腔的存在。③局部广泛疤痕组织及窦道形成，循环不佳，利于细菌生长，而抗菌药物又不能达到都会形成慢性骨髓炎。

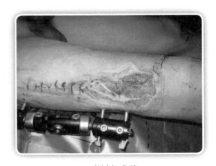

慢性感染

结核性骨髓炎的特点有哪些

结核性骨髓炎一般多侵入关节，病史较缓慢，有结核病或结核病接触史等。X线片显示以骨质破坏为主而少有新骨形成。

皮肤创面修复与重建

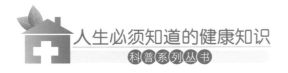
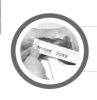 # 特殊感染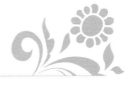

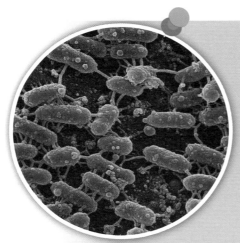

食肉细菌感染
是什么病

坏死性筋膜炎又称食肉细菌感染，是一种由细菌入侵皮下组织和筋膜引起的急性坏死性软组织感染。

显微镜下的食肉细菌

坏死性筋膜炎可怕吗

坏死性筋膜炎扩展是很迅速的，迟些会造成大面积扩展甚至截肢。"时间就是生命！"一秒钟就有可能改变一个人的一生的命运！

得过坏死性筋膜炎的名人有哪些

（1）大卫·沃尔顿（David Walton），英国经济学家，2006年6月21日在患上该病24小时内死亡，时年43岁。

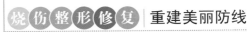

（2）卢西恩·布沙尔（Lucien Bouchard），加拿大魁北克省前省长，1994年12月任职联邦反对党魁人政团领袖期间感染该病，并因此失去一条腿。

（3）埃里克·阿林·康奈尔，2001年诺贝尔物理学奖得主，2004年感染该病，因此失去左臂。

（4）梅尔文·富兰克林(Melvin Franklin)，美国黑人乐队诱惑（The Temptations）成员，虽然在感染该病后诊断及时，但富兰克林仍于1995年死于此病的并发症，时年52岁。

（5）扬·彼得·巴尔克嫩德，荷兰现任首相，2004年疑似感染该病（足部），在住院数周后完全康复。

（6）阿兰·科伦（Alan Coren），英国作家和讽刺家，由于昆虫叮咬导致的败血症而染上该病。

（7）亚历·马林（Alexandru Marin），美国实验粒子物理学家，哈佛大学、麻省理工学院和波士顿大学教授，2005年11月在感染该病两周后死亡，时年60岁。

坏死性筋膜炎如何分型

坏死性筋膜炎分为两型，Ⅰ型为多种细菌的混合感染，包括革兰阳性的溶血性链球菌、金黄色葡萄球菌、产气荚膜梭菌、创伤弧菌、脆弱拟杆菌和厌氧菌等；Ⅱ型多由β-溶血性链球菌所致，常伴有休克及多器官衰竭，病死率极高。近年来，发现由金黄色葡萄球菌的一株变种——对多种抗生素产生抗药性的金黄色葡萄球菌引起的坏死性筋膜炎有增多的趋势。

为什么会得坏死性筋膜炎

坏死性筋膜炎是需氧性和厌氧性细菌协同作用的结果。在全身或局部组织出现免疫损害后，多种细菌侵入皮下组织和筋膜，需氧菌先消耗组织中的氧气，使氧还

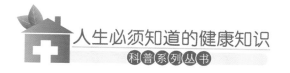

电势降低，体系还原性增强。同时，细菌分泌的酶将组织中的过氧化氢分解，创造出适宜厌氧菌生存繁殖的少氧环境。细菌感染沿着筋膜组织迅速广泛地潜行蔓延，引起感染组织广泛性地炎症充血、水肿，继而皮肤和皮下的小血管网发生炎性栓塞，组织营养障碍导致皮肤缺血性坑道样坏死甚至发生环行坏死。

急性蜂窝织炎是什么

急性蜂窝织炎是皮下、筋膜下、肌间隙或深部疏松结缔组织的急性、弥漫性、化脓性感染。致病菌主要为溶血性链球菌，其次为金黄葡萄球菌和厌氧菌。影像显示皮下组织增厚，脂肪组织密度增高，伴条索状不规则强化，伴或不伴皮下和浅筋膜积液，深部结构正常。

坏死性筋膜炎与急性蜂窝织炎有何区别

坏死性筋膜炎与急性蜂窝织炎的致病菌、病理和临床特点酷似。尤其是厌氧菌（厌氧性链球菌、肠球菌、拟杆菌、非梭状芽孢杆菌等）所致的急性蜂窝织炎，病变处蜂窝组织、筋膜和皮肤也可发生坏死，亦有扩散迅速、不易局限的特点，全身症状剧烈、脓液恶臭、查体亦有捻发音，与坏死性筋膜炎的临床表现亦极其相似。大多数急性蜂窝织炎病例单纯应用抗生素即可治愈，坏死性筋膜炎应用抗生素则疗效不明显，而多需手术处理，手术时见筋膜苍白坏死呈陈旧棉絮状、韧性差，但肌肉无坏死或受累不明显，皮下组织广泛损坏或出现坑道样坏死，潜行皮缘。

什么是气性坏疽

气性坏疽是由梭状芽孢杆菌引起的一种急性感染，主要发生于肌肉组织广泛损

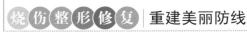

伤的患者，发生于腹壁切口者较少，表现为伤口周围皮肤水肿、紧张、苍白、迅速变为紫黑色并出现大小不等的水泡，以广泛性肌肉坏死为主，局部和全身症状均较坏死性筋膜炎更严重，病情进展更为迅速；伤口分泌物涂片行革兰染色检查发现大量革兰染色阳性粗大杆菌、白细胞计数减少、X线检查伤口肌群间有气体。

坏疽性脓皮病是怎么回事儿

坏疽性脓皮病是一种皮肤反复发生的慢性、顽固性、潜行性和破坏性溃疡。本病可归属于血管炎。任何年龄都可发病，最常见于中青年，女性较多见。常与炎症性肠病、血液病和自身免疫性疾病等内科疾病并存。

坏疽性脓皮病有哪些表现

坏疽性脓皮病表现为坏死性、非感染性的皮肤溃疡，临床还出现疖样结节、脓疱或出血性大疱。早期结节红斑或脓疱，触痛性的结节红斑，初为红色，以后中央变蓝色，最终形成溃疡。一个或多个水疱脓疱，类似痤疮、毛囊炎、一过性棘层松解性皮病或疱疹样皮炎等。两种皮损可同时出现，也可互相转变。皮损可发生于正常皮肤或原有皮肤病的部位。潜行性边缘的痛性溃疡和渗出带有恶臭的黄绿色脓液具有诊断价值。

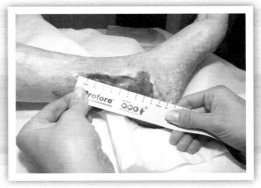

医务人员测量患者下肢坏疽性脓皮病

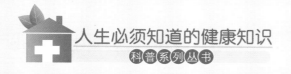

组织缺损畸形的修复重建

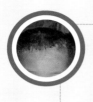

先天性"一只耳"是怎么重拾自信的

  10岁的小强聪明帅气，学习又好。但是，他却很不自信，长长的头发遮住了他的脸颊，盖过两个耳朵。由于左侧先天性小耳畸形，让小强一直比较自卑，总是小心翼翼地遮住自己的耳朵，担心别人看出来。随着年龄的增长，对外貌越来越在意的他，性格也越来越内向。爸爸、妈妈看在眼里痛在心上，找到医院，希望能得到帮助。

  当告诉他，可以通过取自体肋软骨，进行耳再造时，他终于露出了笑容。医生告诉他们：耳再造术后基本上能让两边耳朵看起来一致，疤痕在耳后较隐蔽的位置，不容易发现，不会影响美观。耳再造手术最佳年龄应该在小孩6岁以后，到年龄后越早越好。因为，在小孩6岁后，耳朵的生长基本上达到了成人的95%左右，此时的自体软肋骨已能够满足再造需要。另一方面，小孩在上小学认识新同学之前，对耳朵进行再造，避免新同学的嘲笑，对其自身心理上的创伤会更小一些。这个阶段，小孩不能自主，需要家长有早治疗的意识。但是，很大部分孩子的家长并不了解这样的状况，从而错过了孩子耳再造的最佳时期。

  如今，小强的两边耳朵看起来一样，不知道的人很难看出哪只耳朵是后作的。小强再也不用留长发了，眼睛里充满了自信！有关耳再造的细节在下面的章节中予以阐述。

眼眶肿瘤切除术后，"骷髅"创面也能修复吗

老张发现自己的右眼球有些突出。因为不痛也不痒，没有太在意。两年后，右眼视力开始下降，眼底的肿物突出了眼眶。后来，肿块越长越大，还带着右眼球一起，膨出了眼眶，看上去像是又长了一个头，右眼失明。他来到医院就诊。眼病专家介绍：由于肿瘤巨大且侵犯的范围广，如果再不及时手术将其切除，将侵犯整个头部，最终导致死亡。

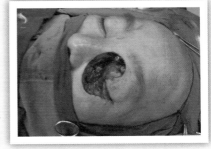
眼眶肿瘤切除后创面

通过核磁检查显示：肿瘤已经侵犯到了骨壁，而且范围广泛。通过充分的术前准备，眼眶病科为他实施手术，将肿瘤和已经坏死的眼球摘除，老张右半张脸都成了骨外露的"骷髅"。幸运的是，该手术多科联合操作，通过额部超宽皮瓣将"骷髅"创面封闭得天衣无缝！

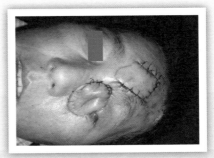
修复眼眶肿瘤切除后创面

负压技术治好了重症"坏死性筋膜炎"

53岁的李妈妈右侧膝关节无诱因出现肿胀、疼痛、活动受限，就诊当地卫生所，给予对症静点抗生素治疗。两天后效果不好，出现体温升高现象；第3日某院诊断为右膝关节炎，静点青霉素，右膝部肿胀较前明显，且向周围扩散至整个右下肢，体温升高至38.0℃；第4日转入上级医院，经查体并做关节腔穿刺，行"右下肢多处切开引流术"，术后会阴及双下肢严重肿胀，右下肢皮肤可见多处引流切口，大量

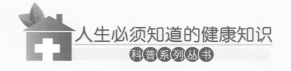
咖啡色坏死液外溢,部分皮肤边缘坏死。

见大部分深层皮下组织坏死,大片筋膜坏死呈灰白色伴有恶臭,阔筋膜张肌完全坏死,给予切除,深层肌肉大面积坏死,肌间隙可见坏死肌肉液化的咖啡色液持续流出,股内侧肌深部也有中等量坏死肌肉液化的咖啡色液流出,诊断为:重症坏死性筋膜炎。

医生将负压吸引装置多孔隙白色医用海绵填充于患处腔隙内,用医用贴膜密封手术创面,根据吸出坏死液化物的量颜色性质,定时自输液器管滴入冲洗液,对创口随时冲吸消毒清洗,及时吸出脓水,配合全身静滴敏感抗生素及营养支持对症治疗。

术后7天,患者会阴及患肢肿胀消退,腹胀症状消失,食欲睡眠佳。负压吸引装置拆除后创面清洁,肉芽红润新鲜,无分泌物,感染控制有效,全身情况改善明显。经三次负压吸引治疗后,通过植皮手术封闭了创面。负压技术治好了李妈妈的重症坏死性筋膜炎!

7岁的"小秃顶"不再自卑!

7岁的小凯4年前被跌落的开水瓶烫伤头部,烫伤治好了,头顶确留下大面积瘢痕,连头发都不长了。由于家境贫寒,小凯一直没有治疗,严重影响了他的身心发育。由于头皮疤痕和秃发区的存在,小凯续了长发,将头发有意向前梳理去遮盖"秃发区",还习惯性地将头偏向一侧,不愿意参加集体活动,性格变得越来越孤僻。

父亲带小凯到了医院,我们检查了秃发区,头皮毛发缺失面积约13厘米×9厘米,毛发缺失区主要位于头顶和左侧颞部,适

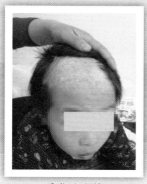
秃发治疗前

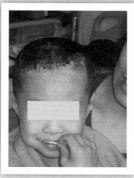
秃发治愈

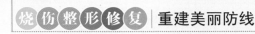

合采用皮肤扩张术来治疗头皮瘢痕性秃发。

第一次手术在有头发的正常头皮下面放入一个300毫升的长形的扩张器。待手术切口愈合后，开始向扩张器内注射生理盐水，扩张器像吹气球一样在小凯的头上种出个"大西瓜"，皮肤扩张好后为小凯做了第二次手术，头皮瘢痕全部切除，没有毛发的部位完全被生有毛发的头皮所覆盖。小凯不再是"小秃顶"了，笑容又挂到了脸上，他终于找回了自信!

医生介绍：应用头皮扩张术治疗头皮瘢痕性脱发，是目前最为有效的方法之一，如果头皮扩张充分的话，一次可以修复接近头皮1/2面积的秃发区。头皮扩张术除了可以治疗由于烧伤所造成的头皮瘢痕性秃发之外，对于头皮的黑痣、良性肿瘤、外伤后的头皮和颅骨缺损、感染后所造成的秃发等都有很好的疗效。头皮扩张技术是一项非常成熟的技术，手术的效果一般能够保证。这项技术将会造福于越来越多的患者。

电击伤后肌腱缺损的手真的废了吗

老王工作中不慎触及高压电，致右手掌大面积深度烧伤，受伤后予以简单清创、换药。伤后3个月入院，查体：右手掌皮肤组织缺损为挛缩瘢痕，右食指与中指屈伸活动严重受限。老王还要靠这手劳动养家呢，以后的生活该怎么过? 难道这手真的废了吗?

老王到医院做了手术：切除手掌挛缩的瘢痕组织，使手掌及虎口、食、中指间指蹼能充分伸展，行游离皮瓣手术。术后1个月随访，患手的握、伸功能基本正常。老王终于又可以靠双手劳动了!

（本章编者：柳晓杰、周 睿、马 丽）

皮肤创面修复与重建

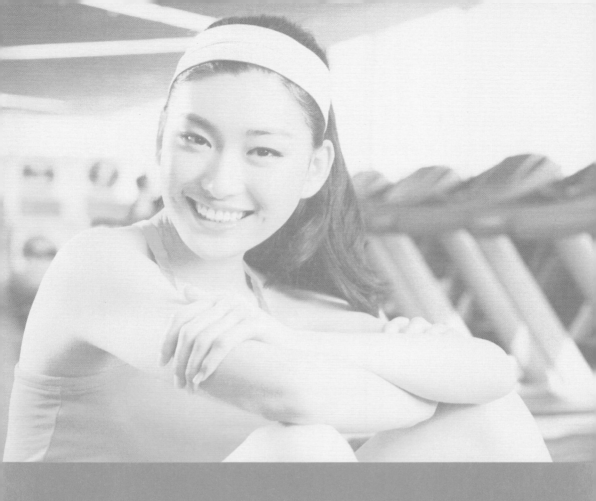

BANHEN PIAN

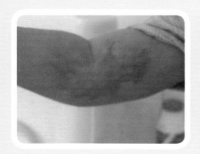
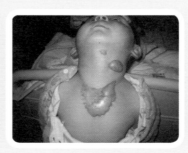
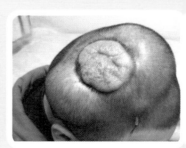

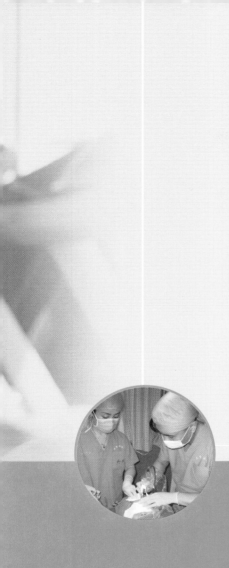
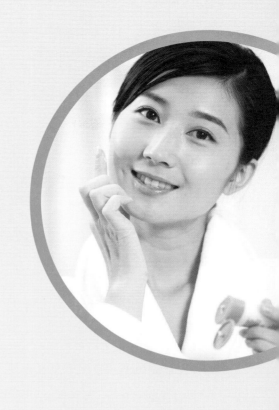

瘢痕篇

瘢痕基础知识

瘢痕的成因有哪些

瘢痕形成的常见因素

（1）受过伤的皮肤容易长瘢痕。常见的原因有：外科手术、烧伤、车祸伤、文身去除、注射、咬伤、接种和其他非特异性损伤。还有些因素常常被人忽视，如皮肤蜂窝组织炎、粉刺、化脓性汗腺炎、毛发囊肿、异物反应以及疱疹、天花、牛痘等，这些局部感染均与瘢痕疙瘩形成有关。这种情况很多见，很多年轻患者的前胸部只是被蚊子叮了一下，结果慢慢长起个大疙瘩，又痒又疼。

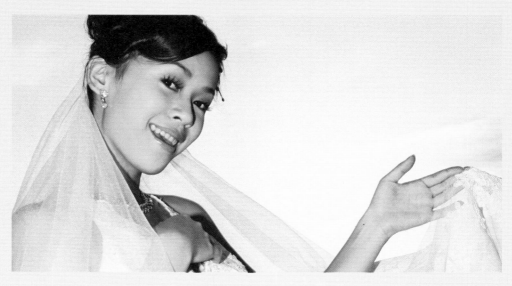

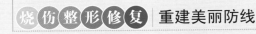

（2）皮肤紧的地方容易发生瘢痕增生，这些部位医学上叫张力高的部位。常见的有前胸、肩部等。临床上常可见到患有瘢痕疙瘩的患者，患者手术后，张力较大的部位瘢痕增长突出于皮肤表面，坚硬发亮，呈结节状，但在无张力部位存在着正常瘢痕。在手术时，手术切口选择不当而产生较大张力，是促使瘢痕增生形成的因素之一。

（3）和不同的肤色有关。黑色人种和黑肤色的人较白色人种更易长瘢痕疙瘩和增生性瘢痕，有人做过统计，比例为3.5∶1~15∶1。例如，所有种族的白化病患者未见有瘢痕疙瘩的报道。

（4）瘢痕疙瘩的生长还和身体部位有关。从理论上讲，它可以发生于身体的任何部位，但常见于肩部、胸前部、耳垂等处，较少发生于下肢、面部和颈部，皮肤厚的部位较皮肤薄的部位更易发生；在眼睑、生殖器、手掌、足底、角膜和黏膜则极为罕见。有人根据大量的统计资料，提出了一个瘢痕疙瘩易发部位的大致顺序。第一顺序：胸骨前、上背部和上臂三角肌区。这些部位的瘢痕发展为瘢痕疙瘩可能性极大。第二顺序：耳朵、上肢前侧、胸前、前额、有胡须的部位。第三顺序：下背部、腹部、四肢、面中部、生殖器，这些部位的瘢痕疙瘩形成概率非常低。

（5）瘢痕增生多见于青壮年人，医学文献报道的发病年龄多在10~30岁，青春期前的儿童或老年人很少发病。原因很多：年轻人容易造成外伤；年轻人皮肤张力较大，而老年人皮肤缺乏弹性，较松弛；年轻人皮肤的胶原合成多。

（6）瘢痕具有家族倾向，属于常染色体的隐性遗传或者显性遗传。

瘢痕形成的个体体内因素

（1）发生内分泌紊乱的人容易形成瘢痕。青春期激素水平高，瘢痕疙瘩发生率也高。孕妇怀孕期间，瘢痕疙瘩有明显的症状加重和体积增大。有的女性在绝经期后，瘢痕疙瘩逐渐消退萎缩。国外有科学家测定分析了瘢痕疙瘩、其邻近正常皮肤以及正常瘢痕的雄激素水平，发现瘢痕疙瘩组织中雄激素水平高而雌激素及孕激素水平低；在病变组织的邻近正常皮肤中，雄激素、雌激素和孕激素都低；正常瘢

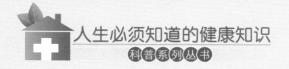
痕的雄激素水平仅为瘢痕疙瘩的1/10。

（2）有些人体内某些酶水平高导致疤痕形成，例如有种叫脯氨酸羟化酶的物质活性明显增高，是正常皮肤的20倍，它是人体水泥——"胶原"合成过程中的关键酶，它的活性与胶原的合成率密切相关。

（3）人体的防御系统——免疫系统改变也会导致瘢痕疙瘩形成。在瘢痕疙瘩形成过程中，一般有两次的刺激因素，第一次损伤后（有时原发损伤不明显而被患者忽略），有一个典型的损伤后潜伏期；如果第二次触发（例如单纯的外科切除），则会很快复发，病变常常较前增大。

总之，瘢痕形成的原因多种多样，如何预防瘢痕形成及形成瘢痕后的治疗才是更重要的。

瘢痕的种类

有些人因为手术或者外伤长了瘢痕，但是不知道这些瘢痕是什么类型的。下面具体介绍一下瘢痕的类型。根据瘢痕组织学和形态学的区别，可以将其分为以下几种类型。

（1）表浅性瘢痕：表浅性瘢痕因皮肤受轻度擦伤，或由于浅Ⅱ度灼伤，或皮肤受表浅的感染后所形成，一般累及表皮或真皮浅层。临床表现：表面粗糙，有时有色素改变，局部平坦、柔软，不突出或轻微突出于正常皮肤，有时与周边正常皮肤界限不清。一般无功能障碍，除特殊需要外，一般不处理。

（2）增生性瘢痕：如果损伤累及真皮深层，如深Ⅱ度以上烧伤、切割伤、感染、切取中厚皮片后的供皮区等，均可能形成增生性瘢痕。瘢痕会高于周围正常皮肤局部增厚变硬。在早期，痒和痛为主要症状，甚者可固搔抓而致表面破溃。在经过相当一段时期后，充血减轻，表面颜色变淡瘢痕逐渐变软、平坦，痒痛减轻以致消失，这个增生期一般在6个月到1年之间。增生性瘢痕虽然厚，但与深部组织不粘连，可以推动,与周围正常皮肤般有较明显的界限。增生性瘢痕可致功能障碍。

(3)萎缩性瘢痕:萎缩性瘢痕需要特别注意,是可能发生恶变的一种瘢痕类型。损伤累及皮肤全层及皮下脂肪组织,如发生于大面积Ⅲ度烧伤、长期慢性溃疡愈合后以及皮下组织较少部位如头皮、胫前区等受电击伤后。外观表现为瘢痕坚硬、平坦或略高于皮肤表面,与深部组织如肌肉、肌腱、神经等紧密粘连。瘢痕呈淡红色或白色,表皮薄,不能耐受外力摩擦和负重,容易破溃而形成经久不愈的慢性溃疡。如长期溃烂,晚期有发生恶变的可能。萎缩性瘢痕可牵拉邻近的组织、器官,而造成严重的功能障碍。

(4)瘢痕疙瘩:瘢痕疙瘩的发生一般有损伤因素,许多人的原发病史可能被忘记,包括外科手术、撕裂伤、文身、灼伤、注射、动物咬伤、接种、粉刺及异物反应等。大部分瘢痕疙瘩通常发生在局部损伤1年内。

外观表现与增生瘢痕相似,但是有明显区别:瘢痕疙瘩往往不受范围限制,表现为"反弹性无限制"。往往一开始很小,几次手术后越来越大。一般表现为高出周围正常皮肤的、超出原损伤部位的持续性生长的肿块,局部痒或痛,早期表面呈粉红色或紫红色,晚期多呈苍白色,有时有过度色素沉着,与周围正常皮肤有较明显的界限。病有时像蟹足样向周围组织浸润生长(又称"蟹足肿")。瘢痕疙瘩一般不发生挛缩,除少数关节部位病变引起轻度活动受限外,一般不引起功能障碍。瘢痕疙瘩一般不能自行退化,偶有报道病变在绝经期后退化,其退化与病程、部位、病因或症状无关。瘢痕疙瘩的恶变曾有报道,但发生率很低。

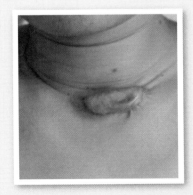

胸前瘢痕

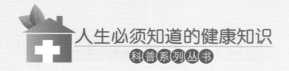

烧伤后增生性瘢痕的形成原因有哪些

（1）如果烧伤创面愈合时间长，瘢痕就重。有医生分析数据发现，烧伤后14～21天愈合者，瘢痕增生约占1/3；超出21天愈合者，则上升至78%。所以说，创面愈合时间是瘢痕增生最重要的因素，创面愈合越快，瘢痕形成的机会越少。

（2）烧伤创面容易感染，经历肉芽组织形成阶段而自愈者，易出现瘢痕增生。创面一旦感染，就会有肉芽组织生长，肉芽组织中有大量纤维母细胞，它会产生纤维组织，导致瘢痕形成。

瘢痕体质可以做整形手术吗

目前，医学界对于瘢痕体质的判断没有一个固定的诊断标准，因此无法在此下一个定义。中医认为瘢痕多因先天因素或者金刀所致，水火烫伤，余毒未尽，外邪侵入。西医认为，瘢痕的生长与染色体遗传有关，因此，可以认为有些人先天具有容易长疤痕的倾向。容易长瘢痕的人最好不要轻易做一些美容手术。瘢痕体质不容易治疗，只能预防瘢痕生长。

伤口愈合后怎样消除色素瘢痕

外伤后色素沉着的发生率国人较高，在90%以上。而皮肤白的人发生率明显低。色素沉着一般在伤口愈合后一个月左右出现，两个月时为高峰，经半年或者一年多消退。有的人不会消退，只能减轻。在正常皮肤中，巯基可以抑制酪氨酸酶氧化为黑色素。一般在皮肤外伤后，皮肤中的大量巯基成分破坏或者丢失，导致酪氨酸酶活性升高，造成黑色素形成过多而表现为色素沉着。紫外线可以增强酪氨酸酶活性，发生色素沉着。这个现象十分普遍，目前没有良好的预防办法，可以采取愈合后避免日光直接照射，还可以少食含铁的菠菜等食物。此外，可以口服维生素C，连服四

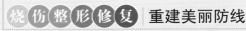

周，亦可外用一些药物。

　　如果色素沉着不能自行消除，一般采用磨削等治疗。最好同时做细胞移植，目前已广泛开展。

抽脂、酒窝成形术等面部整形手术
会留下瘢痕吗

　　对于一般人群而言，美容手术由于采用微创手法、隐蔽切口等方式，术后留下明显瘢痕的可能性不大。例如吸脂手术，切口一般为几毫米，所以不会造成明显瘢痕。面部手术例如重睑整形、眼袋修复等，往往采用隐蔽切口，愈合后只是一条线，不仔细看一般不会发现。酒窝成形、下颌角切除等手术，采用的是口腔内切口，面部也不会有瘢痕。所以，美容手术实施前，要经过仔细设计，包括切口位置。

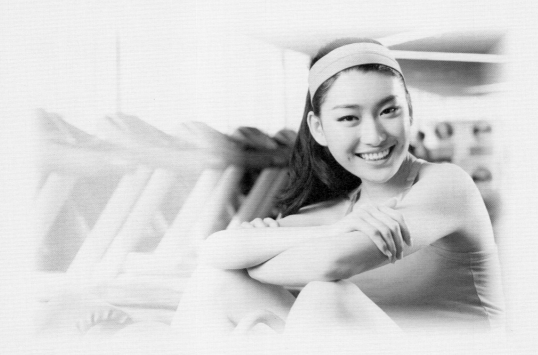

瘢痕的危害

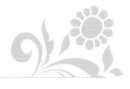

瘢痕的主要危害

（1）影响儿童生长发育：儿童处于生长发育期，关节部位的瘢痕和重要部位的瘢痕会严重影响孩子。

（2）影响功能：肢体关节附近的瘢痕可影响肢体活动，严重时会丧失劳动和生活能力。

（3）癌变：长时间反复破溃的不稳定瘢痕，往往导致局部形成恶性溃疡，威胁生命安全。

（4）影响外观，波及心理：暴露部位的瘢痕会妨碍美观，造成患者沉重的心理负担，影响工作、学习和生活。

长期瘢痕溃疡是否会癌变

瘢痕，特别是萎缩性瘢痕，具有恶性变的可能。1928年，法国外科医师马乔林（Marjolin）首次提出不稳定性瘢痕有溃疡性癌变可能。以后，人们为了纪念他，称这种恶性变的溃疡为马氏溃疡。

瘢痕上的慢性溃疡，由于长期的慢性炎性物质刺激，存在恶性病变的可能，这一观点已被大多数专科医生所公认。据有关统计，在所有的皮肤恶性病变中，约

18%起于各种原因造成的瘢痕，如烧伤、溃疡等。我国国内统计：烧伤瘢痕引起的癌变为7.4%～19%。由此可见，烧伤疤痕癌变的发生率较高。烧伤瘢痕癌变一般分急性与慢性两种。急性癌变发生于伤后4～11个月，中青年人多见，放射性烧伤后瘢痕较易急性恶变。慢性癌变常常发生于长期不愈的烧伤创面或愈合后反复溃破创面。多发生在1年以后，最长可在30～40年后又重复溃破而癌变；也常发生于慢性溃疡，特别是血供不足和易受创伤的屈曲褶皱处。我国北方某些地区冬天睡热炕，可导致骶尾部或股骨大粗隆慢性烧伤瘢痕溃疡而发生癌变，即"炕癌"。

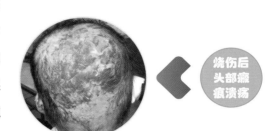

烧伤后头部瘢痕溃疡

瘢痕篇

女性腹部瘢痕是否会影响生育

如果女性腹部不幸因外伤或者烧伤等发生瘢痕增生，在一定程度上会影响女性的腹部皮肤扩张。如果这种影响波及整个腹部，那么就会造成腹部扩张受限而影响腹内胎儿发育。所以，严重腹部瘢痕会影响女性生育。不过，患有腹部瘢痕增生的女性也不必忧心忡忡，现在整形技术已经发展到很高水平，可以这样说，除非是个别极严重的瘢痕，其他情况都可以利用扩张皮肤的方法加以有效治疗。

小儿胸部大面积瘢痕会导致驼背畸形吗

儿童生长发育迅速，这点与成人伤后瘢痕形成有很大不同。儿童的瘢痕增生会动态地影响身体外形和发育。所以，一旦胸部发生烧伤而造成大面积瘢痕，这个区域的皮肤生长发育缓慢。而背侧未受到伤害，发育迅速。这种前后皮肤皮下组织发育的不对称势必造成前屈畸形，就是俗称的"驼背"。

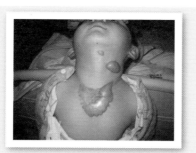

儿童烫伤后瘢痕

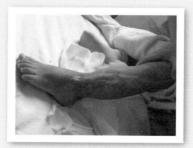

足背瘢痕

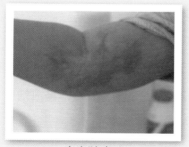

瘢痕肘畸形

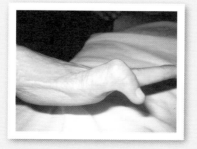

瘢痕手指畸形

小儿足背部瘢痕
会影响走路吗

儿童足背因各种原因导致瘢痕。如果疤痕不隆起，而且不硬，踝关节活动良好，那么就不会影响行走。如果发生增生性瘢痕，瘢痕高于皮肤，而且硬度高，可能造成踝关节的屈伸障碍，这就影响了走路，而应该及早治疗。另外，关节部位的瘢痕多数属于增生性的，或多或少造成走路困难。足部的瘢痕治疗以手术切除瘢痕，植以全厚或者中厚皮为主，恢复效果一般很好。

烧伤后耳部瘢痕，
耳缺如可否再造新耳

烧伤后形成的耳部瘢痕，特别是耳缺如，治疗比较困难。原因在于耳部区域有限，耳再造首先要在缺损埋植皮肤扩张器，然后不断扩张皮肤，取出扩张器，最后把耳支架置入。所以，耳再造的前提是局部皮肤能够有效扩张。而耳部烧伤后，皮肤瘢痕化，扩张有限，所以无法造出有效的空间置入耳朵支架。当然，每个患者情况不一样，不应该一概而论。有些耳部瘢痕患者也可以进行耳朵再造手术。

颈部、腋部、手部等关节部位大面积瘢痕是否会影响其活动功能? 如何预防功能障碍

颈部、腋部、手部等关节部位受到损伤,一般都会发生增生性瘢痕。颈部的转动、腋部的活动都会受到影响。一方面,部位活动功能受到限制。另一方面,外观有明显变化,所以关节部位的瘢痕应该及时手术治疗。在有经验的整形医生眼里,不同关节部位的瘢痕需要不同的手术治疗方案。例如,手背部位一般是以植全厚皮肤为主;而腋部以局部"五瓣"成型为主;颈部可以皮瓣或者植皮修复。总之,各种关节部位的瘢痕是可以通过手术治疗好的。

烧伤后患者治疗早期即应注意肢体的功能位。如颈部伸展、头微后仰、肩关节外展90°、肘伸直、腕关节取中位、掌指关节屈曲60°、指间关节伸直、拇指呈外展对掌位、两下肢外展成45°～60°角、下肢后面烧伤、膝关节伸直、下肢前面烧伤、膝关节微屈呈10°～20°、踝关节维持90°等。烧伤后畸形防治中,劳动能力的恢复,以手的功能恢复最具有代表性,故应把手的功能恢复放在首位,其他关节也不可忽略。

在治疗中,患者感到舒适的位置,往往就是非功能体位。稍有疏忽或迁就,则可能逐步恶化而难以扭转。故必须向患者解释清楚,因势利导采取相应措施,如手部用热塑夹板维持功能位,呈半握拳位。为防足下垂,暴露疗法时,足底以撑板固定。有时,由于肢体有创面或植皮后有收缩倾向,伤员常置肢体于曲位。不久,肢体即不能伸直。因此要经常检查肢体是否处于非功能位,一经发现,及早纠正。反复向患者讲清楚肢体屈曲所产生的严重后果,使其主动配合保持功能位。如已不能自行伸直,可采用缓慢牵引的方法,使局部肌肉松弛,再用夹板固定于适当位置。不可用力猛拉以防损伤深部组织。

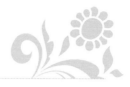

瘢痕的治疗

瘢痕的治疗

(1) 手术治疗：①直接切除缝合：对于小型的瘢痕，可以采用直接切除缝合的方法治疗。但是瘢痕疙瘩不适用。一般来讲，皮肤宽松的部位，宽度在4厘米以内的瘢痕；皮肤紧张的部位宽度在1厘米以内的瘢痕，均可直接切除缝合。②分次切除缝合：在瘢痕较宽、无法一次性直接切除，可以分次切除，手术间隔时间3个月至半年。③切疤植皮术：一般从与瘢痕部位相近但较为隐蔽的部位取皮。④切疤皮瓣移植术：皮瓣是指包括皮肤、皮下组织，具有自身血供的组织块，皮瓣的种类很多。一般常用的是随意皮瓣，皮瓣尤其是局部皮瓣色泽、厚度柔软度与瘢痕局部组织相近，

修复结果理想，是较好的方法，但是往往需要作多个切口，并且存在组织块坏死的危险。⑤皮肤扩张后切疤皮瓣转移术：为近年来新型的手术治疗方法。皮肤扩张术是在皮肤深面植入扩张器，并逐步扩张其预行手术供瓣区皮肤的一种技术。皮肤扩张后能提供相当于瘢痕面积大小的"额外"皮肤，用于修复和

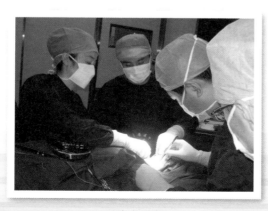

医生在手术

替代邻近的瘢痕或其他皮肤缺损及畸形,不需皮肤供区,修复后的皮肤与正常皮肤组织的颜色、质地、感觉及功能完全相同,其治疗效果远远优于传统的植皮术。皮肤扩张器是一种类似气球形状的硅胶囊,可通过注射壶注入生理盐水使扩张囊扩张。应用皮肤扩张术治疗皮肤瘢痕或其他畸形一般需要两次手术及1~3个月的扩张过程。第一次手术将扩张器植于待修复区域邻近部位的正常皮肤下面,待切口愈合后,定期向扩张器内注射一定量的生理盐水,扩张器逐渐膨胀,同时其表面的皮肤面积也随之扩大。当扩张的皮肤面积达到修复所需的要求时,即可实施第二次手术,取出扩张器,将瘢痕组织切除,然后将扩张的多余皮肤以皮瓣

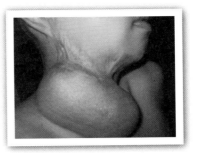

颈部扩张

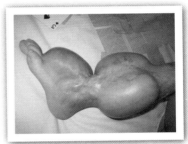

腿部扩张

瘢痕篇

的形式修复皮肤缺损。对于瘢痕面积较大、周围无正常皮肤的患者,利用皮肤扩张技术从远离缺损的隐蔽部位,获得额外的皮肤组织,通过植皮术进行修复。⑥磨削治疗:对于面部表浅瘢痕具有良好的治疗效果。

（2）非手术治疗:①加压治疗(压迫治疗):是目前疗效最确切的治疗方法,如烧伤愈合后应及时应用弹力套进行压迫治疗。只要执行得好就肯定有效,坚持"早、紧、持久"的原则,压力为2.0~2.4千帕即可。②瘢痕内药物注射治疗:目前应用较多的有激素和钙离子拮抗剂,前者有曲安奈德,后者有维拉帕米,还有其他 的药物如胶原酶、抗肿瘤药物、免疫抑制剂、苯海拉明等。③放射治疗:适用于瘢痕疙瘩,特别是预防手术后复发。④患者心理治疗:患者要科学认识瘢痕问题,不能期待不切实际的治疗效果,否则,会造成严重的心理问题。⑤功能锻炼:对一些创伤严重,如烧伤、皮肤广泛撕脱伤、挤压伤患者来说,创伤后一般遗留瘢痕较多、较大,在进行上述治疗的同时要进行功能康复训练以恢复肢体等正常的功能。

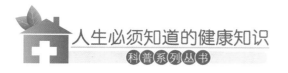

什么药物祛除瘢痕最有效

目前，应用较多的抗瘢痕增生的外用药物有含硅酮贴膜和制剂（如瘢痕贴、瘢痕敌、美皮护、疤复新喷剂、硅酮绷带等）；含有各种抑制瘢痕生长的中西药物，如积雪苷软膏、复方肝素尿囊素凝胶（康瑞保软膏）等。

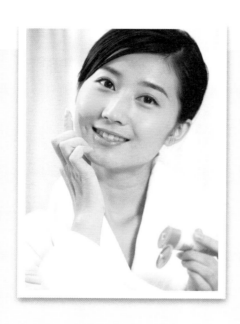

增生性瘢痕如何治疗

用弹性织物对烧伤愈合部位持续加压达到预防和减轻瘢痕增生的方法称压力疗法，适用于大范围瘢痕增生的防治，这一疗法已成为防治烧伤后瘢痕增生的主要手段。加压材料也不断改进，应用部位从头套、面罩、手套、肢体套发展到全身各部位。深度烧伤皮片移植区、深Ⅱ度愈合区和中厚皮片供皮区，都需要穿戴弹力套施行压力治疗。前者可加速植皮区瘢痕的软化和成熟过程，后两者在于预防瘢痕增生。欲取得加压疗法的良好效果，需坚持"一早二紧三持久"的原则。早：即在瘢痕未增生之前加压；紧：在不影响远端血运的前提下，愈紧愈好。内层压力为2.0~2.4千帕（15~18毫米汞柱），这一压力足矣；持久：即24小时连续加压，除清洗以外不要解开，压迫半年至一年。如果治疗松懈则瘢痕高起，只得再施予压力治疗，以致进展缓慢。

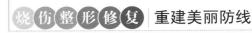

面部凹陷性瘢痕该如何修复，目前消除的好方法有什么

痤疮瘢痕是患痤疮病愈后遗留的瘢痕，多呈麻点状凹陷性瘢痕，少数为增生性瘢痕，主要分布于面颊部、唇部、鼻背部。瘢痕密集，多见于青年人。外伤后面部常遗留下凹陷性表浅瘢痕，呈点线状散布。因为瘢痕组织与皮下粘连密切，所以治疗困难。

目前，我们发现小针刀剥离瘢痕结合脂肪游离移植可以有效治疗这种瘢痕。其他方法还有真皮填充、人造材料填充等。

眼部瘢痕、瘢痕性眼睑内、外翻如何治疗

眼部瘢痕如果严重，可以导致睑外翻。由眼睑烧伤后皮肤缺损或由于面颊、额颞烧伤引起，也可由面颊、颌须、颈部广泛的瘢痕挛缩牵拉所致。由于角膜缺乏保护，可导致角膜干燥、溃疡、白斑或致眼球穿孔、失明。泪小点翻出，造成溢泪，眼球易受风尘侵袭损害，结膜易发生感染、增生或小溃疡。

所以，应尽早施行睑外翻矫正术。睑外翻矫正是整形手术中的"急诊手术"。一般来讲，发现睑外翻，就应该及时手术。

手术的方法依据外翻和部位不同而不同，包括局部松解手术，局部小皮瓣转移矫正外翻，严重的组织缺损需要植皮解决问题。取皮的部位依次为耳后、锁骨上区、上臂内侧和腹部。

瘢痕篇

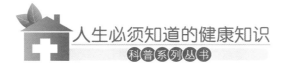
瘢痕疙瘩的治疗

瘢痕疙瘩的治疗非常棘手,现有疗法复发率高。应将前述瘢痕增生治疗措施中的手术切除、射线治疗、放射性核素治疗、去炎松注射、压力疗法等予以综合应用,采取手术切除—压力疗法为主,加上其他措施,坚持下去可能有好的效果。

生过冻疮的手怎样祛除瘢痕

冻疮后,首先要坚持局部使用各种防瘢痕的外用药物。其次,用加压疗法,及时应用弹力套进行压迫治疗,最好24小时佩戴,持续半年到1年,越早越好、时间越长越好。停止佩戴的标准为取下弹力套后患处不充血、痛痒,局部不逐渐隆起高出正常皮肤的瘢痕。

口周瘢痕畸形小嘴可否变大嘴

烧伤后所致的小口畸形,表现为口裂变小、张口受限,其程度、大小不等,有的仅为一小孔,严重影响语言、进食。有的小口畸形往往合并有颈部腋痕挛缩,亦发生下唇外翻或口角倾斜。儿童期发病如不及时治疗,影响下颌骨发育,牙齿参差不齐。修复时,首先应考虑用外观和功能兼顾。植皮和皮瓣均可修复,应该根据患者情况和主诊医生的擅长来决定手术方式。植皮采用中厚或全厚皮片移植。

另外,应该尽量利用唇红或口腔黏膜组织重建口角,一定程度上恢复患者的外观形态。

瘢痕癌如何预防

瘢痕癌又称"恶性瘢痕溃疡",应以预防为主。首先,应该及时治疗长期不愈的瘢痕溃疡,避免长期炎症刺激而导致恶变。其次,避免滥用放射治疗或有害化学物

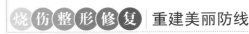

质等医源性刺激,积极改变烧土炕等不良的取暖习惯。

所以,如创面迁延愈合、瘢痕增生明显,易反复溃破形成慢性溃疡,应及时切除病变组织,同时植皮或皮瓣修复创面。若瘢痕不稳定,形成慢性、复发性溃疡经久不愈,宜及早手术治疗。萎缩性瘢痕或不稳定性瘢痕虽无明显挛缩,但为预防瘢痕溃疡的发生,有手术治疗的必要。

瘢痕篇

浅表性瘢痕可否治疗

浅表性瘢痕外观稍粗糙,有时有色素沉着或色素脱失,但局部较软,无功能障碍。因而,治疗表浅瘢痕困难比较大。目前有一些方法,总体上效果不肯定。常用的治疗瘢痕的方法有激光、冷冻、表皮移植等,其结果往往事愿违。国外有磨削加细胞移植移植治疗表浅瘢痕,效果不错。

瘢痕切除手术会留下瘢痕吗

整形外科治疗瘢痕的目的就是要使明显的瘢痕组织变小,尽量不遗留明显的痕迹。要做到这一点,最终的方法之一就是切除瘢痕。主要有四种方法:瘢痕切除缝合、皮肤磨削术、瘢痕松解局部改形术、瘢痕切除游离植皮术。

皮肤受到外部损伤在治愈的过程中会产生有害的瘢痕组织,此瘢痕组织与正常的周围组织有所不

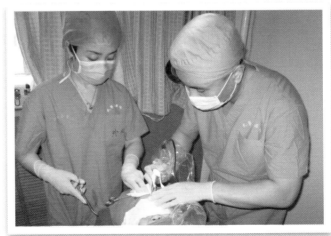

磨削术中

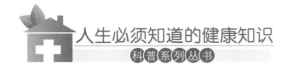

同，这就叫瘢痕或者叫伤痕。若瘢痕严重有可能会严重影响到个人的性格或将来。大部分的患者很容易误认为只要医生的医术高明就可以完全不留痕迹的切除瘢痕，但是瘢痕切除手术只是把原来的瘢痕尽量缩小到出现瘢痕之前的原来状态的缩小术，不可能完全切除只是把瘢痕的宽度缩小或把瘢痕方向向皱纹方向转变，因为手术后皮肤愈合还会形成新的瘢痕。瘢痕的发生原因、深度、方向等，对手术的困难程度和结果有影响。

对身体上任何部位的瘢痕不能简单地进行切除。在决定治疗方案时必须考虑瘢痕的位置、大小、形状、活动程度等因素。对大小适度，位置和形状合适的瘢痕可以一次性完全切除；对位置合适，面积较大的瘢痕则可以选择分次切除。但是，具有瘢痕体质的患者一般不适宜行瘢痕切除术。

尽管瘢痕切除手术可以使患处基本接近正常皮肤，但是瘢痕切除手术效果要根据个人的体质，体质不同，手术做出的效果也不一样。一般来说，对于瘢痕体质的人（在人群中比例极小），其表现为伤口愈合后表面瘢痕呈持续性增大，不但影响外观，而且局部疼痛、红痒瘢痕收缩还影响功能运动，瘢痕切除手术效果会较差。

对于普通的一般性瘢痕，在瘢痕形成后的3~6个月内，一定要注意保护。局部避免阳光暴晒和风沙的刺激，患处最好不使用化妆品，也不要用不卫生的手反复摩擦、挤压，保持清洁，这样可以有效地预防色素沉着。也可以外用药物，以抑制瘢痕增生和色素沉积或脱失，促进瘢痕软化。用药要有耐心，不宜频繁更换药物。用药后局部适当加压或按摩3~5分钟效果会更好。

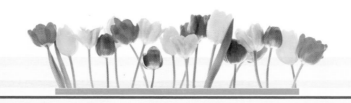

瘢痕治疗新进展

创伤后美容缝合的意义有哪些

瘢痕形成大小主要与两个方面的因素有关。

（1）患者的因素：创伤本身的严重程度、有无感染、伤口张力大小、受伤的部位、患者肤色、年龄均可以造成瘢痕结果不同。一般认为肤色深的人长增生性瘢痕的可能性大一些，黑人高于黄种人，黄种人高于白种人。

（2）医疗因素：手术操作是否精细无创、切口是否顺皮纹、缝合后切口是否有张力、组织是否完整对合、坏死组织是否清除干净、创面是否严密封闭等因素均可影响创伤恢复后的瘢痕。那么，就可以理解为什么暴露部位外伤后应该采用美容缝合的方法予以修复。

如果患者没有生命危险、没有骨折，最好采用创伤后美容缝合；伤口愈合后应及时拆线。美容缝合不完全等同于小针细线，医师首先一定要做好皮下的减张缝合，最大限度地降低皮肤的张力。愈合后，局部还要采用预防瘢痕措施。

细胞喷雾疗伤疤也能治白癜风吗

暴露部位的表浅瘢痕让很多人感到烦恼，以往人们解决这些难看瘢痕的办法是采取皮肤的手术修补，实际效果不理想。不过，现在有人发明了一种设备，能够使

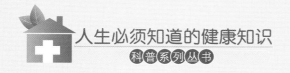
用一种特殊的药剂来分离患者自身的表皮皮肤,并将这些上表皮细胞颗粒化,变成可以喷洒的细胞悬液。由于这些表皮细胞取自患者自身,所以绝对不会产生排斥反应。首先将表浅瘢痕经过磨削等适当处理,然后将这些细胞悬液喷洒到患者的磨削处理过的表皮上。经过数个星期之后,这些包含干细胞、负责给皮肤上色的黑素细胞、负责生成角化皮质的细胞,还有成型的皮肤细胞混合液就会帮助形成真正的皮肤。除了瘢痕,专业人士普遍认为,这种新式的修复技术还会为一些天生的皮肤色斑患者如白癜风带来福音。

什么是皮肤扩张术

自有人类以来,皮肤组织可以扩张这种自然现象一直伴随人们:孕妇随着腹内胎儿的生长,腹部的皮肤和深部的软组织逐渐扩张是个最常见到例证;过度肥胖的人在其皮下脂肪增多时,表面的皮肤自然随之增多,若其突然减肥,便会出现"皮肤过剩"而导致局部皮肤松垂现象。

根据皮肤的可扩张特性,用人工方法控制局部皮肤及深部软组织的扩张,应用新产生的"额外"的皮肤软组织修复创面或缺损,已成为整形外科一项最基本的组织修复技术。

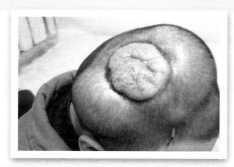

扩张治疗头部肿物

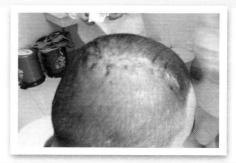

扩张治疗头部肿物

皮肤扩张术是通过在皮肤深面埋植扩张器并逐步扩张的方法，扩大其被覆皮肤面积的一种技术。皮肤扩张后能提供"额外"的"多余"皮肤，用以修复和替代邻近的瘢痕或其他皮肤缺损及畸形。

皮肤和皮下组织（包括头皮）是一种颇具弹性的组织。故此，如果把一只可以逐步扩大的容器埋入皮下层，进行缓慢的扩张，从而使上方的皮肤及皮下层得到延伸扩张而增大了面积，然后应用这部分增加出来的皮瓣组织，用来再造鼻子，重建乳房，修复切除皮肤肿瘤遗留的创面等。而供应部位只需要简单地进行缝合，最后留下一道细细的创口缝合线，省却了通常应用的植皮手术。应用组织扩张器修复再造上述的结果，不论在色泽、质地和瘢痕形成方面，都比应用传统的其他手术的效果为佳。 由于皮肤扩张术充分利用了有限的皮肤资源，无供区破坏，不增加新的瘢痕，修复后的皮肤与正常皮肤组织的颜色、质地、感觉及功能完全相同，其治疗效果远远优于传统的植皮术，因此，皮肤扩张已成为目前整形外科的主要技术之一。

皮肤扩张术常用的一种是可控式扩张器，由扩张囊、注射壶和导管三部分组成。使用时通过手术将扩张器植入皮下或肌肉下层，经皮肤定期向注射壶内注入无菌等渗生理盐水，后者顺导管流入扩张囊从而使组织扩张。皮肤扩张术另一种方法是自行膨胀式扩张器，这种扩张器是在密封的硅橡胶内装有高渗饱和的氯化钠液，利用内外的渗透压差，使组织液经过囊壁这个人工半透膜渗入扩张囊内，并使胶囊体积逐渐膨胀以达到扩张组织的目的。

目前，皮肤扩张术已广泛应用于治疗头、颈、面、胸、躯干、四肢等部位的瘢痕，在乳房再造、外耳再造、鼻再造等方面也越来越多地得到应用并显示出优越的效果。

瘢痕篇

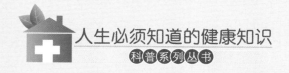
皮肤激光治疗会留瘢痕吗

一般认为激光治疗瘢痕可作为综合治疗方法中的一种,很少单独应用。激光治疗的原理在于利用激光的热效能消除病灶,所以要求医师必须充分了解各种激光的性能、使用方法及适应证,并熟练掌握仪器的操作方法,以免遗留新的瘢痕。

伤口怎样才能不留瘢痕呢

在日常生活中难免会发生皮肤损伤,每当此时,人们尤其是爱美的女士总会小心翼翼的照顾伤口,生怕留下瘢痕和色素沉着。那么,到底该怎样保护伤口呢?

首先,要及时到医院由医生对伤口进行清洗、消毒、缝合或包扎。常常有人担心清洗伤口会耽误时间,流更多的血或把伤口洗得更大,甚至仅仅因为怕疼而拒绝清洗。事实上,认真清洗伤口是避免留瘢痕、促进伤口愈合最基础的一步。比如,外伤后如果皮肤嵌入粉尘、煤灰等杂物,如果清洗不净,有颜色的颗粒残留在皮肤内就会形成难看的粉尘染色。消毒是为了防止感染,这也是避免局部留瘢痕的关键,因为感染会引起真皮下层的破坏、表皮无法再生,只好由肉芽组织增生填补缺损,这样必然留下瘢痕。同样,对疖子、脓疱等要尽早由医生科学处理,切忌用手去挤捏,以防止炎症向深部扩散。此外,烫伤后要立即用大量清洁冷水冲洗,以减轻对深部组织的高温损害;面部伤口不要用碘酒消毒,否则会引起色素沉着。

伤口结痂后要耐心等待其自行脱落。常有人嫌弃黑乎乎的硬痂不好看或者因为好奇,早早地就忍不住强行揭去痂皮。而此时尚在修复的表皮细胞还没有完全长好,没有了硬痂的保护很容易形成瘢痕和色素沉着。个别时候会不小心把刚刚长出的表皮细胞也带掉了,还会刺激局部产生炎症反应,阻碍伤口愈合。另外,伤口愈合的时候会产生痒的感觉,用挠抓、热水烫洗、衣服摩擦等方法止痒,会刺激局部毛细血管扩张、肉芽组织增生而形成瘢痕;在饮食方面,酒、辣椒、羊肉、生蒜、生姜、芥末、咖啡等刺激性食物也会促进瘢痕增长。如果吃含铅、汞的药物,会促进色素沉着；防晒也是不可忽视的。尤其是盛夏，阳光热辣充足，而新生皮肤稚嫩，难以抵挡太阳光中紫外线的辐射，很容易形成色素沉着；化妆品、肥皂等也不能接触伤口。因为各种化妆品难免含有铅、汞、银等重金属和光敏物质，它们会刺激皮肤色素增多。可见，只要你能科学、认真地对待伤口，一定可以把瘢痕和色素沉着限制在最轻的程度。

瘢痕疙瘩、瘢痕过度增生是创伤、外伤的一种严重的并发症。造成瘢痕的原因有很多，比如：烧烫伤、外伤、创伤、痤疮（青春痘）、打耳孔、打预防针，都可以形成不同程度的瘢痕增生及瘢痕疙瘩。它的预防措施主要在于瘢痕形成前、形成间尚未成熟阶段，主要目的是尽量去除各种造成瘢痕增生的因素，减少瘢痕的生长，预防瘢痕对机体造成的各种畸形和功能障碍。严重时，注意尽量减少对患处的机械、化学、热力的刺激，避免反复牵拉、摩擦溃破、感染的发生。平时注意防止创伤、烧烫伤、打耳孔、文眉线等以免损伤真皮，特别是免疫功能差的部位，如胸前，肩背等处。平时常吃含碱类食物如海带等。因为这些食物长期食用有改善其瘢痕体质的功能。

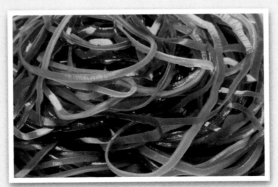

长期食用海带有改善瘢痕体质的效果

（本章编者：白晓东、刘贤华、田　蕾）

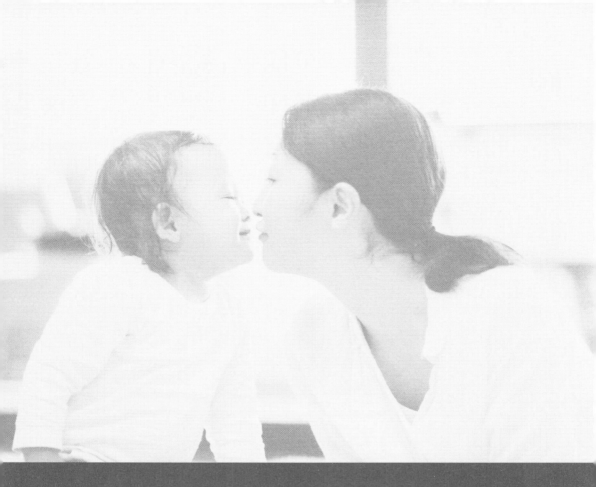

XIANTIAN TIBIAO JIXING ZHENGXINGPIAN

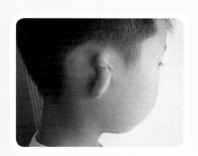
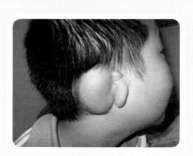
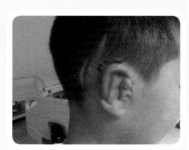

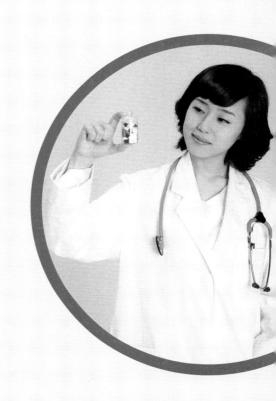

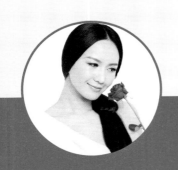

先天体表畸形
整形篇

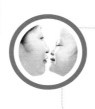

先天体表畸形

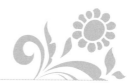

什么是先天体表性畸形

出生时即存在的体表形态或结构上的异常,即为先天性体表畸形。

先天畸形的种类很多,目前已命名的多发畸形有300多种。种类繁多的畸形按其形成方式归纳为五种主要类型。

(1)综合征:综合征常起因于同一病因,是指一群或几种畸形常共同出现在一个个体中。如染色体21三体可形成Down综合征,风疹感染可引起风疹综合征。

(2)联合征:不同于综合征由一种原因引起,联合征可能系不同病因所致。联合征指在同一个体中同时发现一群或几种畸形,虽不如综合征那样恒定,也不是偶然的巧合。如VATER联合征,由脊柱(V)、肛门(A)、气管(T)、食管(E)、肾(R)等畸形联合而成。这样的一组畸形称为联合征。

(3)变形症:指在怀孕中胎儿受到外来机械力作用引起的变形,发生部位和畸形程度与外力的作用方式有关,常见的有踝内收、胫骨扭曲等。

(4)序列征:在胎儿发育中,在某种因素影响下,先产生一种畸形,由此畸形进一步导致相关组织、器官的一系列畸形。这一连串发生的畸形称为序列征。例如Robin-Pierre序列征,起始畸形为小下颌,因而舌被迫向后向上移位,致使腭板不能正常闭合,并使呼吸道受阻,出现一连串畸形。由单一组织发育不良形成的序列畸形，称为畸形序列征；由变形引起的序列畸形，称为变形序列征；由阻断引起的序列畸形，称为阻断序列征。

（5）阻断症：系胚胎没有内在缺陷，但在发育中，胎儿体外的某些因素如羊膜带或体内血栓形成等，使组织、器官的发育受阻或破坏，造成畸形。羊膜带常因妊娠前8周时羊水早破而形成，呈片状或带状。羊膜带产生的时间越早，危害越严重。大部分畸形出现在体表，如羊膜带阻断症。

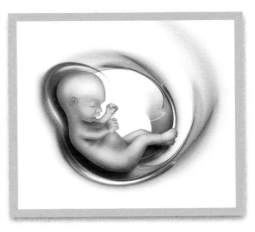

为什么会发生先天畸形

胎儿发生器官或组织的体积、形态、部位或结构的异常或缺陷，常由下列原因造成。

（1）孕妇对致畸因子的感受性在个体之间存在着差异。有的人对致畸因子敏感，同样剂量下暴露会造成畸形。

（2）胎儿发育的不同阶段，对致畸因子的感受性有所不同，大多数致畸因子有其特定的作用阶段。例如，胎儿对放射性辐射的吸收程度与胎龄有关。胚胎植入前期，X射线、同位素、还有其他外源性离子辐射造成染色体畸变和基因突变，大剂量照射可导致胚胎死亡。胚胎两周后的任何时期，0.25西弗时就可发生小头畸形，智力低下；有时尽管不发生畸形，但轻微的损伤可引起智商降低，将来癌变也很难排除与辐射的关系。接受超过1.0西弗的射线，可造成器官畸形或生长受阻，特别是大脑等中枢神经系统发生畸形的可能性最大。

（3）致畸因子的作用机制有所不同，有许多药物和病毒对特定的组织、器官有

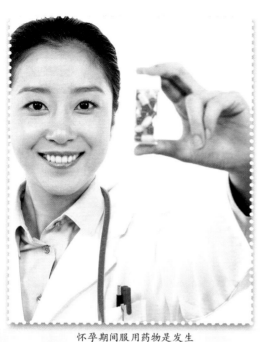

特别亲和性，故特别易侵及某种组织和器官。例如，抗癫痫药会造成胎儿智力低下、发育缓慢、面部发育不良、唇腭裂、房间隔缺损及两性畸形；苯妥英钠可导致轻、中度生长发育及智力障碍，怀孕期服用此药，胎儿致畸危险为1/10~1/3。早孕妇女服用丙酮苄羟香豆素（抗凝剂），胎儿约1/3发生畸形，引起胎儿软骨发育不良，多表现为低出生体重及智力低下，中枢神经系统有异常，氨基蝶呤（抗叶酸剂），曾被用于进行人工流产，未流产者可造成胎儿多发畸形，其衍生物

怀孕期间服用药物是发生
先天畸形的又一罪魁祸首

氨甲蝶呤有同样致畸作用。在抗生素药物方面，四环素可与骨盐形成复合物，使牙变色；链霉素可致胎儿耳聋。激素方面，雄激素类去甲睾丸酮衍生物用于避孕，可使女胎男性化；雌激素复合物氯蓝酚胺可致畸，使非整倍体增加，可出现椎骨、心脏、肢体的畸形；皮质激素有诱发缺肢以及先天心脏畸形；胰岛素可使神经管发育缺陷，还可造成先天性心脏病和肢体缺陷。

如何预防先天畸形

通过医学遗传学和畸胎学的研究发现，目前行之有效的方法有卫生宣教、家系调查、遗传咨询、畸形及风险预测、生物化学检验、羊水和绒毛检查、基因检测和细胞遗传学分析，以及临床B型超声波和宫腔镜使用。但是尚有待进一步发展和完善，做出早期诊断及宫内治疗可减少畸形儿产生。

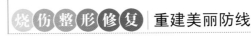

小儿先天性畸形应尽早整形修复

　　孩子往往是一个家庭的中心，喜得贵子是家庭的大事，可是，眼看自己的孩子存在先天性畸形，家长特别着急，想早点手术，又担心小儿太小吃不消，还要顾虑麻醉对成长发育的影响。四处咨询打听，却各有各的处理对策，使家长无所适从。的确，不同的先天性畸形，因畸形的程度不同，病情的发展和急缓不同，小儿的身体状况，小儿专业麻醉、护理等水平差异，整形的时机确有不同。并且，小儿先天性畸形的整形修复手术对整形外科医生的要求高，因为小儿的器官及组织娇嫩，要求手术操作技术精确细致。

　　如果小儿的体质许可，按病情需要，应该尽早整形修复。早做整形对小儿心理发育影响小，有利于家庭和谐。3岁以内的小儿，对在医院里的事情如手术等基本不会遗留不良记忆。随着儿童长大，开始有自我意识，知道自己存在与其他小孩不一样的畸形后，会产生不自信等自卑心理，可能改变小孩的行为，如不愿参加集体活动、孤僻。这种异常心理一旦形成，即使后来畸形得到矫正，要矫正异常心理也较困难。家长天天看到有畸形的孩子，心情多少也受到压抑，甚至影响母乳喂养。因此，早做整形，使畸形得到纠正，对小孩的心理健康发育非常重要，同样也能和谐家庭关系。

　　小儿皮肤再生能力强，容易伸展开，有助于牵拉皮肤直接缝合或缩小创面。比如对体表肿瘤进行早期一次或分次切除，手术效果比小孩长大了再做明显好。因此，只要小儿身体状况允许，畸形影响发育并且可矫正，医疗机构具备相应的医疗、麻醉、护理等儿科专业水平，早做整形矫正畸形是明智的选择。

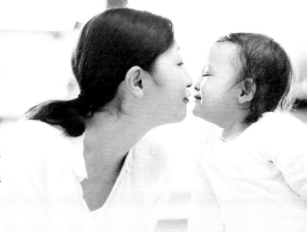

先天体表畸形整形篇

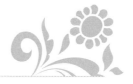

先天性小耳畸形

　　耳朵位于面部两侧，固然没有其他五官那么显眼，但它除了是我们的听觉器官，同时也有美化面容的作用，如果耳朵出现畸形，整体形象都会受损。先天性小耳畸形属于耳部畸形的一种。先天性小耳畸形如何修复呢？我们来了解一下吧。

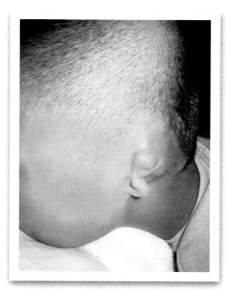

小耳畸形

什么是
先天性小耳畸形

　　先天性小耳畸形，或称为先天性外中耳畸形，表现为重度耳郭发育不全、有外耳道闭锁或狭窄、中耳畸形，而内耳发育多为正常，通过骨传导有一定听力。需要通过全耳郭再造和听功能重建手术来治疗。

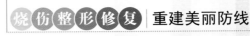

先天性小耳畸形的临床分型

先天性小耳畸形患者的临床特征涉及的部位主要是耳郭、外耳道和中耳,内耳往往不受累。按照畸形程度,临床上最常用的分型为三型:

Ⅰ度:耳郭的大小、形态发生变化,但耳郭重要的表面标志结构存在,外耳道狭窄,严重时外耳道出现闭锁;

Ⅱ度:最为典型,只存在呈垂直方位的耳轮,呈腊肠状,外耳道闭锁;

Ⅲ度:只存留皮肤、软骨构成的团块,严重者出现无耳。

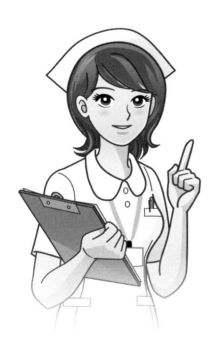

先天性小耳畸形患者还会同时有别处畸形吗

先天性小耳畸形患者中,耳发育障碍类型多达十余种,主要为听小骨、鼓室肌肉和面神经的发育畸形,并且同外耳畸形严重程度密切相关。先天性外耳畸形在严重病例中可以表现为序列征的临床症状之一,如:眼—耳—脊柱序列征(Oculo — auriculo — vertebral spectrum ,OAVS)。患者除存在小耳畸形外,还患有半面短小(颞骨,上颌骨或下颌骨发育不全),软组织畸形(耳前赘生物或大口畸形),眼睑缺损(眼睑缺损,睑结膜上皮囊肿),脊柱畸形,以及先天性肾脏和心脏缺损。

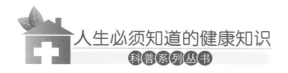
先天性小耳畸形的产生原因发病率有多少

先天性小耳畸形主要表现为外耳形态改变、耳郭的基本结构消失或部分消失，仅见残余耳软骨或耳垂，还常伴有外耳道闭锁、中耳畸形和颌面部畸形等。

怀孕早期的感染、先兆流产等母体因素是可能的发生原因之一，至于是否有遗传因素，目前尚无定论。小耳畸形的发生率大概是1:7000，男女比例约为2:1，以右侧畸形较多见，双侧发生畸形者有10%左右。

先天性小耳畸形什么时间修复最佳呢

耳郭再造则要在6岁以上，因此，耳郭再造的同时进行下颌骨延长术的手术年龄为6~12岁。耳朵再造手术时机很重要，是获得理想手术效果主要的决定因素之一。我们认为综合肋软骨发育、耳郭发育以及心理发育等因素9岁、10岁、11岁是最好的耳朵再造年龄。年龄过小，因其自体肋软骨发育小、薄、软，给耳郭软骨支架的制作带来影响，从而影响最终的手术效果。而且过早的手术就需要切取更多的肋软骨，负重的肋软骨多取一根发生胸廓变形的概率和程度都比年龄大可以少取一根软骨的要高和重。但最好在青春发育前完成外耳再造手术，因为青春期孩子的心理变化大，在青春期前完成对孩子心理发育影响会小很多。虽然我们已经解决了高龄患者的耳朵再造技术，但最好不要等年龄过大再来手术。因为随着年龄的增大，肋软骨的质地也会发生改变，甚至变黄变脆，增加了耳朵软骨支架的制作难度。

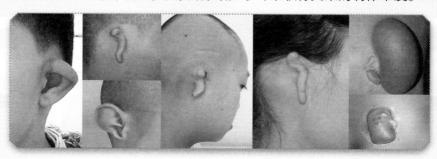

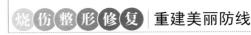
先天性小耳畸形该如何治疗

先天性小耳畸形的治疗主要包括两个方面的内容，一个是外耳郭再造，另一个是听功能重建。一般先行外耳郭再造，再行听功能重建。听力重建手术常常会破坏耳后皮肤，因此要在耳郭再造后施行。

外耳郭如何再造

正常耳郭系由细薄的皮肤软组织包裹弹力软骨支架所组成，具有弹性的薄壳结构，并由耳轮、对耳轮、耳屏、对耳屏、耳垂、耳甲、三角窝、舟状窝等构成，凸凹回旋，形态复杂。因此，耳郭再造是一个困难、复杂的手术。目前虽然能够造出与正常耳郭形态非常相像的再造耳，但由于残耳及残耳后皮肤的松紧、厚薄、大小，一级所用肋软骨的长短、形状、厚薄差异都很大，这些条件都会影响手术的效果，个别患者的瘢痕体质也会影响再造耳的外形。因此，对于要求行耳郭再造，并能理解手术的困难，对结果又抱现实态度的受术者皆可进行耳郭再造手术，否则要慎重。年老体弱者宜佩戴假耳，不宜施耳再造术。

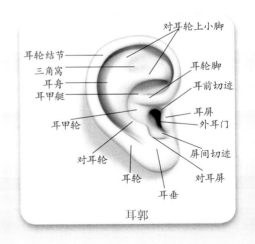

耳郭

耳郭再造的具体步骤是怎样的

耳朵再造通常需要2~3次手术。具体的方法有两种。 一种叫作布伦特（Brent）法，布伦特（Brent）是个美国医生，后来，日本的永田（Nagata）医生对此法做了比较大的技术改进。这种方法在全球范围内应用最多、最普遍。这种方法不需要皮肤

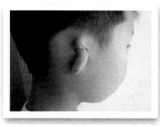

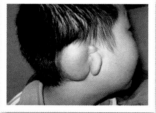

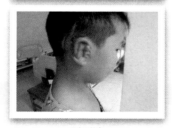

耳再造

扩张。这种方法一般2次手术，第一次手术取肋软骨，直接将肋软骨雕刻的耳支架植入耳后的皮肤下，耳朵再造手术这次最关键。第二次手术把耳朵立起来。如做第三次手术则可以修得更美观。每次手术需要10天左右时间，每次手术之间间隔4~6个月。这种方法造的耳朵薄、轮廓清晰、手术疤痕小，而且方法简便、安全性高、每次的治疗时间短、患者的痛苦小。这种方法适合畸形耳朵皮肤丰富、畸形耳朵后方的皮肤松、面积大的患者，而且对于有这种条件的患者我们首选这种方法。

另一种是皮肤扩张法，手术一般要3次。第一次手术在残耳后乳突区埋置一个50~80毫升水囊（即皮肤软组织扩张器）。手术后7天开始注入生理盐水，隔天注水一次，注满50~80毫升生理盐水约需1个月。注水完成后休养1个月再来医院行第二次手术。第二次手术取出扩张器，切取自体肋软骨根据健侧的耳朵大小雕刻耳支架进行耳郭再造，部分患者在二次术后3~6个月可对再造耳进行进一步修整，这种方法虽然治疗时间长，患者痛苦相对较大，但对于耳朵后面皮肤小、皮肤厚的患者最好选用皮肤扩张的方法。

耳朵再造方法的选择关键是患者的自身条件，适合患者的方法就是能够获得最好效果的方法。

外耳道成形能不能增进患者的听力

先天性小耳畸形患者绝大多数外耳道闭锁。父母带着孩子就诊时最关心的往往是听力，认为孩子患侧耳朵是全聋的，或者认为只要在皮肤上开一个洞就能完全恢复听力。对此，医生要从耳部的胚胎发育来解释听力问题，纠正他们的错误看法。在胚胎发育上，中耳与外耳主要来自第一、第二鳃弓组织。5周的胚胎时，耳郭在这两个鳃弓上以6个小丘的形成出现，而内耳则出现于3周的胚胎，来源于外胚层组织。由于组织来源不同，小耳畸形患者主要是外耳与中耳的发育畸形，内耳往往并不累及。而声音传到人的内耳有两条途径，通过外耳到中耳再到内耳的途径称为气传导，小耳畸形气传导障碍。声音震动颅骨传到内耳的称为骨传导，小耳畸形骨传导存在，对大的声音能够听到。

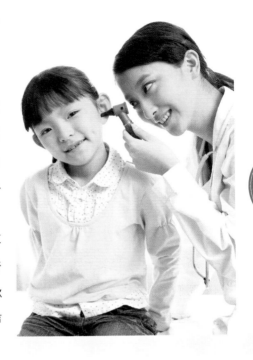

　　对于双侧小耳畸形、外耳道闭锁的患者，可以考虑进行外耳道成形以增进听力的手术。但对于单侧小耳畸形的患者，笔者的经验是进行部分外耳道成形，深度约1厘米，不进入中耳腔，用局部皮瓣向内翻入覆盖之。手术基本上没有改变乳突咽鼓管流向，故术后无感染流液等并发症。这样患者虽未增进听力，但因耳屏后方有了"耳道"这一结构，心理上能得到一定的满足，也可使再造耳的外形更加完好。一般来说，单侧小耳畸形的患侧大约有40%的听力，再加上健侧听力正常，除在判断方向上稍差外，对语言发音及平时生活并无多大影响。因此，对这类患者是否进行外耳道成形增进听力手术，历来有所争议，其主要反对理由是手术并发症多、提高听力的程度甚微且往往不持久。近年来，随着技术的进展，耳科医师多倾向于手术。耳科医师和整形医师在手术的先后上也存在着分歧，再造耳缺乏弹性，会影响耳科医师手术操作，但外耳道手术后常使乳突区皮肤产生瘢痕，影响整形医师充分利用该处皮肤进行耳郭再造。

先天性口唇畸形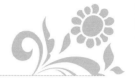

什么是唇腭裂

新生儿一生下来上嘴唇就是裂开的，同一侧或两侧、部分或完全裂开，使上唇成为二瓣或三瓣，这就是俗称的"兔唇"，医学上叫唇裂。如果上牙膛、小舌头也裂开俗称"狼咽"，医学上叫腭裂。

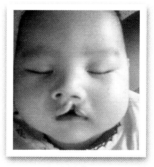

唇裂畸形

先天性唇腭裂是口腔颌面部最常见的先天性畸形，平均每生700个婴儿中就有1个患唇腭裂。唇腭裂不仅严重影响面部美观，还因口、鼻腔相通，直接影响发育，经常导致上呼吸道感染，并发中耳炎。小孩因吮奶困难导致明显营养不良，在儿童和家长的心理上造成严重的创伤。

为什么会患唇腭裂

本病并不是因为母亲怀孕时吃了兔子肉、在家里捅过沟渠、在床上裁衣服时用了剪刀，冲撞了"胎神"所致。这种先天性畸形主要是在怀孕4~10周时，由于某些致病因素导致胎儿的面部发育障碍。目前医学认为可能的致病因素如下。

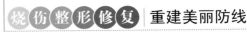

（1）遗传因素：遗传学研究证明，胎儿唇腭裂为多基因遗传性疾病，20%～30%的患者具有阳性的遗传因素。一般胎儿唇腭裂发生在第一胎的概率为1/600，如果第一胎是胎儿唇腭裂的，在第二胎发生胎儿唇腭裂的概率为3/100。如果一个婴儿的哥哥或姐姐也有这种胎儿唇腭裂，那这个婴儿便比其他婴儿出现胎儿唇腭裂多30～40倍。同时，也经常可见在患者的亲属中有类似的畸形发生。

（2）感染和损伤：怀孕初期（2个月左右）的母亲感染过病毒，如流感、风疹或受过某种损伤可能成为唇腭裂的致病原因。

（3）慢性疾病：母体怀孕期间患有如贫血、糖尿病、严重营养障碍等慢性疾病。

（4）怀孕期间服用某些药物：如镇静药、抗癫痫药及激素类药等。

（5）X射线照射：怀孕期间母体接受过大剂量X射线照射。

（6）年龄因素：相关资料指出，父母双方年龄都偏大会使胎儿唇腭裂的风险增加。胎儿唇腭裂的风险随父母双方的年龄递增。40岁母亲与30岁母亲相比，胎儿唇腭裂的风险要高20%；而20～50岁，父亲的年龄每大10岁，胎儿唇腭裂的风险就增加12%。不过，如果父母中有一方极其年轻，这个规律就不再适用。

（7）环境因素：主要是母亲怀孕早期（怀孕3个月以前），如果出现下述某种状况可能会导致胎儿唇腭裂：①如怀孕期间维生素的缺乏，尤其怀孕期间叶酸缺乏；②母亲在怀孕期间感染病毒，如孕妇上呼吸道感染、风疹等；③接触X射线、电脑辐射等；④服用抗癫痫药、类固醇激素或抗肿瘤药物、抗组胺药、长期接触农药、长期烟酒刺激等，都可能造成遗传基因的突变等一系列胎儿唇腭裂；⑤内分泌失调，由于精神性或损伤性的因素，如遭到强烈的精神刺激、身体遭损伤等；⑥营养因素，早孕期的严重呕吐、厌食、偏食等导致维生素D、叶酸、铁、钙等的缺乏也会导致胎儿唇腭裂。

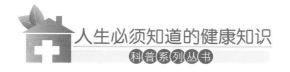
唇腭裂可以预防吗

　　唇腭裂的预防关键在于怀孕早期,即妊娠第2~3个月。应避免可能的致病因素,提倡优生优育,禁止近亲结婚。如果生了唇腭裂畸形的小孩,也不要紧,只要好好喂养,经过及时的手术治疗,也会成为一个可爱的孩子。

唇腭裂该怎样治疗,
手术的最佳期是什么时候

　　治疗目的是为了恢复上唇正常形态和正常的语言功能。唇腭裂的治疗是一项系列性治疗,缺一不可。为获得满意的手术效果,整复手术的时间选择非常重要。目前国内外公认唇裂最佳手术时间为生后3个月,腭裂为生后18个月。唇裂术后往往伴有不同程度鼻畸形,即裂侧鼻孔扁平、塌陷、鼻尖歪等,应在8岁时做鼻畸形矫正术。另外,唇腭裂小孩常有上颌牙齿排列不齐,出现"地包天",应在12岁左右进行牙齿正畸治疗。

什么是唇裂继发畸形

　　是指唇裂患儿在首次后,由于生长发育,又有新的不同程度的唇鼻部畸形出

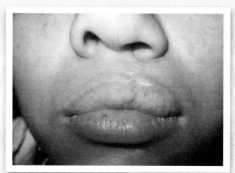

唇裂继发畸形

现,称唇裂继发畸形。如:单侧唇裂整复术后可能出现的畸形有上唇过紧、上唇过松、红唇缘不整齐、唇弓不明显、上唇瘢痕、唇红厚度不对称、鼻孔过大或者过小、皮肤、黏膜、肌肉、骨、软骨畸形,鼻小柱歪斜、鼻翼塌陷和鼻尖不正等,双侧唇裂整复术后可能出现的畸形有上唇过

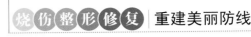

紧、上唇过长、鼻小柱过短和鼻尖扁平等。这些畸形病变要到患者发育停滞后才会停止。

唇裂术后继发畸形的分类

唇裂术后继发畸形大概分为唇畸形、鼻畸形以及上颌骨畸形。唇部畸形包括唇红形态的异常和白唇形态的异常。常见的唇红畸形有唇红缘不齐、唇弓畸形及唇红凹陷。常见的白唇畸形有上唇过紧及过松。继发鼻畸形包括患侧或双侧鼻翼塌陷、鼻尖不正、鼻小柱偏斜、鼻孔过大或过小等。上颌骨畸形主要为颌骨发育不良引起的面中部凹陷及两侧颊部不对称。

唇裂术后继发畸形手术的必要性

唇裂术后继发畸形也是不能幸免的，其主要表现在唇部和鼻部以及上颌骨的畸形。但又因人而异，而且同一种畸形的程度各不相同，所以手术复杂而又灵巧。要找出所有存在的畸形或缺陷，并逐一加以纠正，这样最终才能达到较满足的效果。因此，后期手术要做两次或多次。由于不但要修复上唇的瘢痕，还要对上唇外形、肌肉进行功能性复位，将塌陷的鼻翼软骨复位，同时还要考虑到鼻小柱、鼻底、鼻孔的完美性。

唇裂术后继发畸形的最佳手术时期

唇部是面部活动度最大的软组织，肩负着语言及吞咽等重要功能，不可幸免地造成手术后瘢痕变宽。从瘢痕演变的规律来看，过早行第二次手术修复，往往还要做第三次手术。值得注意的是，唇裂术后的患儿随着发育如果畸形明显，应在学龄前应进行一次整复，一方面是外观的改善，最主要也是心理方面的治疗，以免患儿

先天体表畸形整形篇

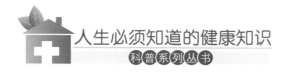
在学校受到同学们的讥笑、鄙视而影响患儿心理上的正常发育。为了避免随着发育可能又会出现新的畸形，术后要定期复查，遵守医生的指导。因这些继发畸形病变要直到患者发育停滞后才能稳定，故也有人认为对唇裂继发畸形的修复，要等患者面部停滞发育后进行。

唇裂继发畸形修复术后要注意什么

唇裂继发畸形修复术的注意事项：①手术后要预防伤口感染，保持伤口清洁。②遵照医生的嘱咐，按时服用或注射抗菌药。③口唇尽量减少活动。吃流质饮食，少说话。④一般在术后天5拆线。⑤为了减少手术的疤痕形成，术后半年内可以用硅胶疤痕贴。

什么叫重唇

重唇又称双唇，为先天性发育畸形，也有人以为与内分泌失常有关。其原因是在胚胎时期，上唇红唇内侧的黏膜及黏液腺组织增生，而形成双层突起的红唇。

重唇的外观什么样

重唇主要见于上唇，多在青春期表现最为明显，质地均与正常无异，少数患者可能有家族史。该畸形对容貌影响很大，在闭口时，畸形不显，开口时，可见两唇缘。在两唇缘间有一横沟，笑时浮现两道清楚的红唇。

重唇如何修复

重唇修复术的治疗原则，是作部分切除，使红唇恢复正常外形。手术简单、易行，且效果有效、持久。只是术后肿胀较为明显，持续2~3周。

什么是大口畸形

嘴是人体的重要部位，对人面部的美观、进食、说话都有很大的影响。现实中，大嘴的人很多，但还不至于会影响说话、吃饭等日常生活行为。不过，有一部分不仅仅是一般的大嘴，而是大口畸形。大口畸形又称巨口症、口角裂，为一种先天性发育异常。表现为程度不等的口角过度裂开，常伴有面部其他畸形，必须通过大口畸形矫正来修复。

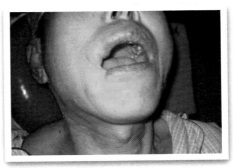

大口畸形

什么情况需做大口畸形手术

大口畸形不仅外观不美，而且影响进食，流涎及说话困难等。这种情况已经严重影响到脸部的美丽了，这样的患者一般都会要求整形。还有一种情况是一些爱美人士嫌自己的嘴太大不好看，积极主动的要求医院将其缩小。正常人口裂也有大小差别，口角超过角膜内缘垂线或瞳孔垂线者，口裂则较大。但两侧对称、口角自然，不宜手术，否则会形成皮肤瘢痕、口角不自然，出现畸形。

大小口畸形能矫正吗

嘴唇的美观对一个人的形象起着至关重要的作用。性感完美的嘴唇会给你增添不少魅力。但是，有部分人会被大小口畸形所困扰。幸运的是，现在可以通过大小口畸形矫正术来弥补这一缺陷。大口改小术，让大嘴变得秀气，漂亮。大口改小术对施术者的技能要求比较高，建议您去大型正规的医院找专业的医师进行手术，方能保证手术的安全和取得让人满意的效果。

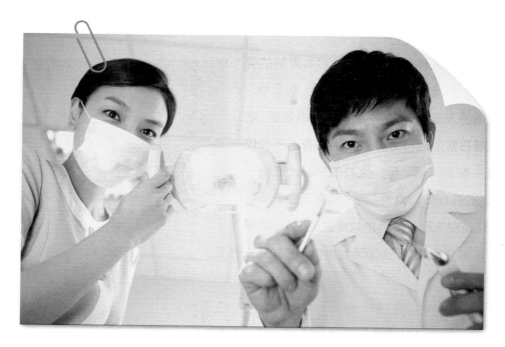

大口畸形矫正术如何分类

（1）直线缝合法：此法优点是可以形成较为理想的口角，缝合后的口内黏膜与口外皮肤切口不在同一平面上。

（2）"Z"成形术：此法优点是可避免直线瘢痕挛缩牵拉口角。瘢痕较不明显，但"Z"形瓣不宜过大，否则面部增加瘢痕有碍外观。

（3）大小口畸形的"Z"字成型的矫正手术方法：

确定口角的正确位置。一般由口角裂隙处向外画一水平线。再由患侧瞳孔向下画一垂直线，水平线向内延长的虚线与垂线相交点将是预定口角的位置。面部及口腔用1%的苯扎溴铵消毒后，铺无菌巾，局部浸润麻醉，幼儿应全身麻醉。由一侧口角的外侧端的红唇黏膜和皮肤的交界处边缘切开，切口通过皮肤和肌肉层，实际上口角作"V"形切开，然后作"Y"形缝合，但需将口轮匝肌缝合1~3针。去除少许口腔黏膜，作适当修剪后缝合黏膜与皮肤间的切口，如皮肤切口较长，为避免日后的

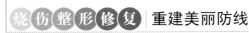

直线疤痕、挛缩，应行皮肤切口两侧的"Z"成形术，有时可做一个"Z"改形，有时需做两个"Z"改形。 对侧口角亦照此法进行大口改小术，术毕局部涂四环素服膏不必包扎，7天后拆线。皮肤与口腔黏膜切开后分别缝合，可在口角处设计黏膜交叉瓣，常视裂隙程度设计一组或多组"Z"成形术。

大口畸形矫正修复的术前注意事项有哪些

（1）受术者与医生应作全面深入的术前交谈，了解手术可能达到的效果、可能存在的风险；医生应了解患者面部的情况，手术的动机，对手术的期望，是否符合实际等。

（2）身体健康状况的检查：除外可能存在的心肺肝血液等内科疾病、既往的手术史用药史过敏史等。

（3）术前1周停止饮酒，停用阿司匹林、维生素E及其他扩血管药物。

（4）大口改小术前3天每天洗头一次，术前一夜可适当服用安眠药物，术前半小时酌情应用镇静止痛药；根据麻醉术式决定是否需要禁食。

口周手术术后应注意什么

（1）术后一般不包扎敷料，切口缝合后用抗生素软膏涂抹，口服抗生素药1周以预防感染。

（2）流质饮食3天。

（3）每日用漱口液，如硼砂、多贝尔氏液，含漱4~6次，注意口腔清洁。

（4）未拆线前，不宜张大口，以防伤口裂开。

（5）伤口不宜沾水，以防感染。大小口畸形矫正术的注意事项。

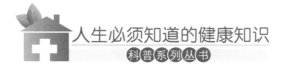

什么是小口畸形

　　小口畸形，又称小口症，就是口裂比正常的人小。一般来说，理想的口裂应相当于平视时两眼瞳孔垂直延伸线的间距，平均值为36～45毫米，口角间距和眼内眦间距之比为3：2。小于这个范围，就属于小口畸形。

小口畸形按病因分有哪几种

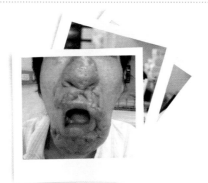

小口畸形

　　小口畸形按原因可分为先天性和后天性两种：先天性小口畸形是胎儿发育障碍所致，比较少见；后天性小口畸形多由口角瘢痕挛缩所致，表现为口角处蹼状瘢痕。上、下唇在门角处粘连严重者伴有唇组织的缺失。

小儿小口畸形需要矫正吗

　　小口虽美，但现实生活中，要真是一张极小的嘴那可就麻烦了。例如，吃饭就成了问题，体积大一点的食物就难以塞进嘴中，甚至平时的说话都很困难。对于一些患有先天性小口畸形的婴儿，小口改大整形术更显得尤为重要。虽然说人的嘴巴小了比较好看，但是对于一些小口畸形的患者来说，还是需要及时进行矫正的。

小儿小口畸形矫正手术的时机

　　对于不同的小口畸形患者，手术的治疗时机也不相同。先天性小口畸形可待患儿有自身美感需求时行手术治疗。但如果小口畸形影响到患儿的语言功能，患儿父母应及时带患儿带医院救治。外伤性小口畸形应待瘢痕软化后再行手术，如果小口畸形影响进食，应及早于术治疗。

小口畸形矫正手术怎么做

小口畸形的治疗原则主要根据畸形发生的原因、程度、大小及口角周围瘢痕分布等情况，选用不同的方法加以修复。手术一般有两种：黏膜辨法和皮片移植法。手术的重点是要确定口角的位置，即大约等于眼平视时两眼瞳孔向下的延伸与口裂水平线之两交点间的距离，用此法测量时，应同时对患者面部各器官比例作全面观察，以使口裂大小与面部的比例关系达到最协调的程度。并应矫枉过正，矫正后的口角约大于建侧口角3~5毫米，以防术后挛缩。手术后，口角间距和常人无异，进食说话就不会受影响。

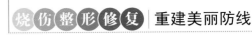

小口改大的手术过程包括以下几点

①标记切口线：自口角定点的小口畸形，只标记现口角至新口角之间的切口线。②确定口角点：正常口角位于两眼平视时，通过瞳孔中点的垂线与口裂的交点；口角点应与健侧口角位置对称；双侧口角开大术，口角点的确定除了参照正常位置，还应与患者的面形协调一致。③沿口裂水平线向定点做切口，直至切透黏膜，形成横"Y"形切口。于黏膜下锐性分离黏膜瓣，将上、下黏膜瓣翻出口外，用细丝线在唇红缘处与皮肤间断缝合。将顶端的三角形黏膜瓣转向外侧，缝合成新的口角。注意，新形成的口角应圆钝与健侧对称。

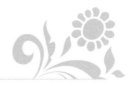

眼睑畸形

眼睛的外观形状很大程度上决定了一个人的美丽与否。眼睑是长在眼球前面的软组织,它就像两扇能自动开合的大门一样,对眼球起保护作用。眼睑发生畸形会使人难看,甚者改变人的正常心理。

眼部整形手术应注意什么

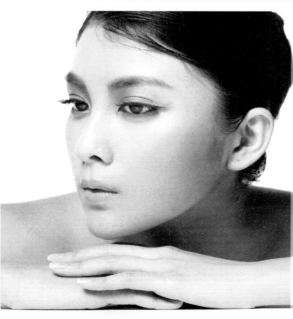

眼睑分上下两部分,上睑较下睑大而宽。上睑上界为眉,下睑下界为面颊,但分界处并无明显的界线。上、下眼睑的边缘叫睑缘。睑缘有前唇与后唇,前唇钝圆,有2~3行排列整齐的睫毛,其毛囊周围有皮脂腺和汗腺,开口于毛囊。后唇呈直角,与眼球表面紧密接触。两唇间有一条灰色线,它是皮肤与结膜的交界处,在灰线与后唇之间有一排细孔,为睑板腺的开口。眼睑就像

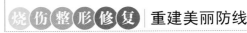

一个忠诚的卫士,守卫着眼球。当有异物袭来时,眼睑就会在中枢神经的指挥下关闭,以防止异物对眼球的伤害。此外,当有强烈光线照射眼睛时,眼睑也会关闭,以防止强光对眼底视神经的损害。眼睑整形是通过手术的方法矫正眼部先天或后天的缺损和畸形。眼部整形手术不仅为了改善容貌,还为了保护或改善视功能。有时手术目的将保护眼球放在首位。比如甲状腺功能亢进明显眼球突出时,因眼睛不能闭合可能出现暴露性角膜炎,严重时会造成眼球穿孔。这时为了保护眼球可行睑裂缩短或睑裂缝合术,即帮助上下眼睑闭合,待眼征好转、病情稳定后再考虑改善外观。

眼部整形手术的治疗范围

眼部整形手术主要是对眼睑、眦角、结膜囊、眼窝、眼眶、眉、睫的畸形和缺损的修复。治疗范围依病因可分为以下几类。

(1)先天性眼部畸形:先天性上睑下垂及先天性眼睑缺损,先天性眉畸形、先天性小睑裂、先天性小眼球或无眼球。

(2)各种外伤所致的眼部畸形:各种钝锐性伤、爆炸伤、热烫伤、化学烧伤以及手术创伤,都可造成眼睑内翻、外翻,也可有深部组织缺损和粘连等。

(3)感染:异物残留继发感染、脓肿等,可造成眼睑内翻、外翻退缩及闭合不全等。

(4)其他:甲状腺功能亢进性眼病、面神经麻痹性眼睑闭合不全等。

眼部整形美容手术时机的选择

眼部整形美容手术同外科手术一样,手术时机的选择和计划性至关重要,不恰当的手术时机和无计划的手术不但会影响手术效果甚至可能导致手术失败。由于眼部的特殊性和治疗目的的要求不同,眼部整形美容手术时机和计划有如下几

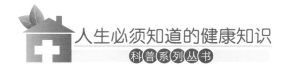
种情况。

(1)择期手术：眼部整形手术大多可择期进行。如外伤所致的畸形，应在疤痕完全稳定软化后在进行手术，否则不仅手术困难，术后达不到预期的目的，甚至可加重疤痕畸形，一般在伤后6~12个月后安排手术为好。但如果畸形对功能有威胁或有导致新的并发症可能时应提前手术，如在外伤畸形有并发角膜炎或角膜溃疡而影响视力时应及时采取响应治疗措施。有的手术特别是单纯美容手术，对手术时机并无严格的要求，可早做或晚做，应根据患者的具体情况和要求而定。

择期手术除要根据病情具体安排手术时间外，一般尽可能选择在患者身体状况良好、心理准备充分、情绪平稳、气候凉爽的季节进行，女性患者应避开月经期。

(2)限期手术：此类手术是指必须在一定时期内完成，否则可能造成不良后果。如先天性上睑下垂，一般应在3~5岁后手术为宜，但若为重度上睑下垂，瞳孔大部分被遮盖、影响视物，为预防仰视、抬颌，脊柱后弯等畸形及弱视的发生，手术应提前进行。

(3)紧急手术：此类手术刻不容缓，应尽快实施进行。如各种外伤或咬伤后的眼睑部分或全部撕脱缺损，为防止角膜损害，保护视力，手术修复应及时进行。

(4)分期计划、手术：眼部整形美容外科手术中，有一些先天异常或复杂的外伤畸形的整复修复，手术往往一次难以完成或一次完成手术效果不好，而需要分期、分次进行。这类手术一般治疗周期长，计划性强。如小睑裂综合征，一般最好先矫正内眦赘皮、小睑裂、塌鼻梁等畸形，待3~6个月后再择期行上睑下垂矫正。而有的复杂性创伤畸形治疗周期更长，需多次手术才能完成整形修复任务。

做眼整形手术前患者应有哪些心理准备

眼睛是心灵之窗，所以不论是先天的还是后天的眼部缺损和畸形，往往比身体其他部位的疾病对人们的身心创伤更为突出。有时因患者对眼部整形手术所必须具

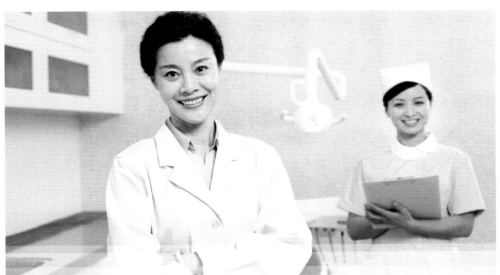

备的主观条件缺乏应有的认识和准备，使实际疗效和期望值之间产生了差距。整形手术效果因人的年龄、病因、病情、病程及个体素质而不同。尽管手术前都有详细的计划，但手术中可能出现未料的情况，需要医生果断处理，随机应变，所以患者要有充分的思想准备。另外，整形手术不会像电影中描述的那样使人改头换面，患者对手术结果要有切合实际的期望值。眼科整形手术是一项精巧的工作，需要患者与医生密切配合以达到最佳疗效。

什么是先天性睑下垂

先天性上睑下垂是由于提上睑肌发育薄弱、残缺或其支配神经及神经核先天发育不全导致上眼睑部分或完全性下垂遮挡瞳孔，轻者遮盖部分瞳孔，严重者瞳孔全部被遮盖，不但有碍美观和影响视力，先天性者还可造成重度弱视。

先天性睑下垂的发病率及危害有哪些

先天性睑下垂发病率为0.12%，可单眼或双眼发病，75%为单侧。轻者影响外

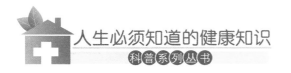
观,在儿童成长期间对心理、性格发育都会造成不良影响;重度遮挡瞳孔,会影响视觉发育而形成剥夺性弱视,特别是单眼患者,其弱视的程度更深、更难矫治。

先天性睑下垂是怎么得的，有哪些表现

先天性上睑下垂是上睑下垂中最常见的类型,常由于提上睑肌发育不全或支配它的运动神经即动眼神经发育异常、功能不全所致,少数由于上睑提肌外角、内角及上横韧带太紧或有过多纤维黏附于眶隔后壁,限制了上睑提肌的运动。它属于一种常染色体显性或隐性遗传疾病,表现为出生后即可发现的单侧或双侧上眼睑下垂而不能上提,常伴有患儿习惯性的皱额、耸肩及仰头视物,轻者影响外观,重者导致弱视,影响视物功能。根据上睑下垂程度将其分为轻、中、重度。轻度仅表现睑裂小,眼睛无神,单眼患病者两眼大小不一样;中、重度患者平视或向上注视时一般都需挑眉仰头形成特殊体位,久而久之会影响患儿的脊椎发育,长久扬眉还会增加额部皱纹;伴眼外肌麻痹者还会存在斜视;先天小睑裂综合征者则具有特定面容。

先天性睑下垂的分类

(1)依据眼睑下垂程度分为完全性、不完全性。

双眼睁开平视前方时上睑缘覆盖角膜上缘的程度分为3种程度:正常覆盖量为1.5~2毫米,覆盖量为2毫米为轻度下垂,3毫米为中度下垂,4毫米为重度下垂。

提上睑肌肌力测定:医生用拇指向后紧紧压住患者眉弓部,以阻止额肌的提上睑作用,让患者尽量向下注视,然后向上看,观察两者间上睑缘上提的毫米数,即为提上睑肌的肌力。肌力分为3级:0~3毫米为弱,4~7毫米为中度弱,8毫米为正常。

(2)依据发病特点分为:①单纯性上睑下垂,约占77%;②伴眼外肌麻痹,如上直肌、下斜肌麻痹,约占12%,以神经核发育不良多见;③伴眼睑或其他部位先天异

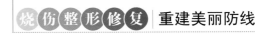

常如先天小睑裂综合征；④中枢核性异常联系综合征（Marcus-Gunn），又称张口瞬目综合征。

先天性上睑下垂该怎么治疗

先天性上睑下垂只有通过手术矫正来治疗，依据疾病程度其手术时机不同：重度上睑下垂必须及早手术矫正，以免对视觉发育造成影响；如果程度为轻、中度，双眼程度相似，不遮盖瞳孔，一般不会引起弱视，则可适当延迟手术时间或等成年后在局麻下手术。由于提上睑肌在出生后随年龄增长还可以获得部分发育，使其症状减轻，因而尽量将手术安排在3~5岁后进行。手术前可以采取一些保守治疗避免弱视发生。另外，如果考虑患儿的心理发育，轻、中度上睑下垂也可适当将手术时间提前。

但是，有些情况是不适合手术的，如合并眼球上转肌麻痹，患儿闭眼时眼球不能上转[贝尔（bell）现象不存在]时，术后易发生暴露性角膜炎，手术应特别慎重。

先天性睑下垂的鉴别诊断是怎样的

先天性上睑下垂需要与垂直斜视引起的假性上睑下垂、后天获得性重症肌无力及先天性小眼球、眼球萎缩等疾病导致的上睑下垂相区别。有垂直斜视者其低位眼外观类似上睑下垂，当遮盖视眼，让低位眼向前方注视时，其睑裂可以开大至正常。小眼球、眼球萎缩由于眼睑缺少支撑，也表现眼睑下垂，可以通过辅助检查证实存在眼球过小。

先天性睑下垂的辅助检查有哪些

上睑下垂诊断通过询问病史、观察眼睑外观、测量睑裂高度、检查眼位及眼球

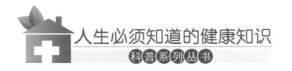
运动基本可以确诊。对不是出生就有的上睑下垂并存在症状晨轻午重时，需要做新斯的明试验排除重症肌无力。对可疑小眼球时，要做眼科全面检查及B超或CT等影像学检查证实。

怎样治疗先天性睑下垂

（1）上睑提肌缩短术：这种方法是采用缩短上睑提肌来达到眼皮上提的目的，适于轻度上睑下垂者。

（2）额肌筋膜悬吊法：这种方法是采用自体大腿的一块阔筋膜与额肌和上睑相连，利用额肌收缩来加强上睑提肌的力量，由于悬吊的筋膜日后有可能变松，有时会影响手术效果。所以了解先天性上睑下垂手术很关键。

（3）额肌瓣法：这也是一种利用额头肌肉收缩来加强上睑提肌功能的方法。这种手术的优点是只在眼皮沿着重睑皱襞（双眼皮线）处做一小切口，就可以经过分离转移额肌瓣完成手术，起到使眼睛睁大的作用，效果可靠持久。既避免了切取大腿部筋膜的痛苦，同时还可形成双眼皮，使眼睛恢复神采，更加美丽。

先天性睑下垂矫正术后要注意些什么

（1）术后一般7~10天才能拆除皮肤缝线，在这期间手术切口尚未愈合，因此在洗澡或洗头时须避让眼部，避免切口感染，不宜游泳。

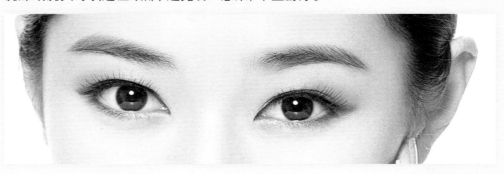

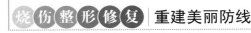

（2）术后遵医嘱滴抗生素眼药预防感染。

（3）上睑下垂手术后特别要注意防止并发症的发生。最常见并发症为暴露性角膜炎。即使术前检查贝尔征存在，也会因为睡觉时闭目不全引起眼表干燥，特别是手术近期有疼痛，一些患儿甚至白天也很少瞬目，这些都是造成暴露性角膜炎的原因。睡眠时如果角膜暴露，需要涂眼药膏保护角膜避免干燥。手术近期注意观察患儿瞬目情况，如果瞬目明显减少，要时时提醒患儿做闭目、瞬目或转动眼球的动作。

（4）如果以往证实患者是瘢痕体质，选择手术治疗要慎重。

先天体表畸形
整形篇

先天性睑下垂的术后效果如何

一般手术远期都会有不同程度的效果回退，越是重度上睑下垂，需要借助于替代物做额肌悬吊的，回退越明显。因此，手术医生一般会根据病情做适量过矫手术，以保证远期效果。但过矫的结果往往在手术后近期形成瞬目运动障碍及闭目障碍。总之，面对一个眼睑运动肌肉自身发育缺陷的眼睛，目前的任何手术方式都不能完美解决自身的不足，手术方式和手术量的选择都是在兼顾手术效果和减少并发症风险两者间寻找平衡点，对此患者应该有一客观认识。

先天性睑下垂术后是否要随访

门诊随访在手术近期需每1~2周复诊，主要观察有无感染和暴露性角膜炎迹象发生。此外眼睑内翻倒睫、结膜脱垂也会造成眼损害。1~3个月后眼睑运动能力和闭目情况会明显改善，可以酌情延长复诊时间，至睡觉时不暴露角膜为止；或在医生指导下进行复诊。合并弱视的儿童，还要继续门诊复查治疗。

眼睑缺损的临床表现有哪些

眼睑缺损有先天性的,也有创伤后导致的,如烧伤或眼睑病灶切除后的眼睑缺损。

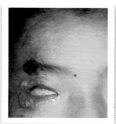

眼睑挛缩缺损

(1)眼睑部分或全部缺损。

(2)可导致结膜及邻近组织的炎症、溢泪等,也可发生暴露性角膜炎,治疗不及时可导致失明。

如何治疗眼睑缺损

(1)直接缝合眼睑缺损的长度小于1/4时,可直接缝合。

(2)缺损的长度小于眼睑的1/2时,可以利用残存眼睑组织推移或滑行修复缺损。

(3)缺损长度大于1/2时,上睑缺损可用下睑组织修复(如交叉睑瓣)。下睑缺损可用鼻中隔黏膜软骨结合颊部旋转皮瓣进行修复。必要时,应用颞浅动脉岛状瓣、鼻唇沟皮瓣等修复。

什么是小眼畸形

小眼畸形:又称先天小眼症,这是一种具有家族遗传性的眼部先天性畸形,多伴有内眦赘皮和上睑下垂,也伴有小眼球或无眼球、内眦向颞侧移位,斜视或半面萎缩等。

什么是小眼开大手术

小眼开大即开内、外眦开大手术。内眦开大术也就是内眼角开大术。据统计，东方民族大约有50%的人有内眦赘皮。内眦赘皮是指在内眼角有一额外的、连接上下眼睑的皮肤皱褶，眼角呈一锐角，这样就会给人一种两眼间距增宽、眼裂缩小的感觉。内眦开大手术的目的是去除内眼角的皮肤褶皱，增大眼裂。

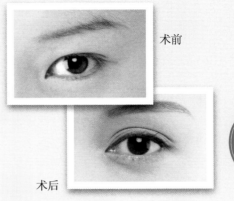

术前

术后

先天体表畸形整形篇

哪些人适合做小眼开大手术

（1）适合于眼睛过小者：能明显拉宽眼裂，使眼型纤长优美；

（2）内眦赘皮患者；

（3）先天性或重症沙眼等引起的睑裂缩小；

（4）开外眼角手术也适合眼神欠明亮者：打开内眼角，眼神明亮照人；

（5）眼距太宽者：切除内眦赘皮 将内眼角开大，能有效拉近两眼间距。这种情况也能有效的改良；

（6）在双眼皮基础上想不断提高美感者，在双眼皮手术时一并做开眼角手术。

小眼开大手术的禁忌证有哪些

（1）精神不正常或有心理障碍，对自身条件缺乏认定，一味追求不切合实际的重睑形态者；严重瘢痕体质，或凝血机制异常者应事先对医生说明。

（2）有出血倾向的疾病和高血压症，以及心、肺、肝、肾等重要器官的活动性和进行性疾病的患者，尚未控制的糖尿病和患传染性疾病患者。

（3）先天性弱视，内眼或外眼，眼周有急、慢性感染疾患尚未被控制和自愈者；在既往手术中，明确对局部麻药过敏，或抗麻药者应告知手术医生。

（4）面瘫睑裂闭合不全者；眼睛内外有感染疾病者，应先治愈后再行手术。有某种传染、精神病或心理不健全或心理不稳定者。

（5）各种原因的眼球过突，过凹或眼睑退缩者；预知手术达不到理想效果者，应慎重对待。

（6）家属坚决反对者。

（7）上睑下垂者。

（8）女性处于月经期间者，怀孕或月经期间，因用药和凝血障碍，以免影响胎儿或手术出血。

小眼开大手术术前注意点

（1）手术前确定身体健康，无传染性疾病或其他身体炎症。

（2）术前不要化妆。

（3）女性要避开月经期。

（4）男性要提前戒烟一周。

（5）手术前两周内，请勿服用含有阿司匹林的药物，因为阿司匹林会使得血小板凝固的功能降低。

（6）患有高血压和糖尿病的患者，应该在初诊时向医生告知病情，以便应诊大夫确认手术方案。

小眼开大手术术后怎样护理

（1）术后7天之内尽量避免手术部位沾水。

（2）保证手术部位清洁，防止感染。如果伤口上有血痂或分泌物，可用无菌盐水

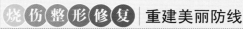

擦拭。

（3）手术后可对局部伤口加压包扎或用冰袋冷敷，但压力不宜大，以免损伤眼睛。术后一旦发生出血不止和严重血肿，应及时到医院复诊。

（4）术后应有安静舒适的环境休养。术后2周内不要看电视、报纸，卧床休息时最好半卧位（把枕头垫高），以免眼睛过度疲劳或头部位置过低而加重伤口肿胀。

（5）手术当日伤口会有些牵拉疼痛，但随着时间的推移会逐渐减轻。

（6）避免进食刺激性食物，如辣椒等。

（7）严格遵守医生嘱咐服药、擦药及复诊。

（8）术后两周尽量不要抽烟。

先天体表畸形整形篇

什么是睑外翻？如何分类

睑外翻是睑缘离开眼球、向外翻转的反常状态。轻者睑缘于眼球离开，重者暴露睑结膜，甚至眼睑全部外翻。

睑外翻分类如下。

（1）瘢痕性眼睑外翻，睑皮肤瘢痕可由创伤、烧伤、化学伤、眼睑溃疡、睑缘骨髓炎或脸部手术等引起，眼睑外翻由瘢痕收缩所致。

（2）老年性眼睑外翻。仅限于下睑，由于老年人眼匝肌功能减弱，眼睑皮肤及外眦韧带也较松弛，使眼睑不能紧贴眼球，并因下睑重量使之下坠而引起。

（3）麻痹性眼睑外翻。也仅限于下睑，由于面神经麻痹，眼轮匝肌功能丧失，又因下睑重量使之下坠而发生。

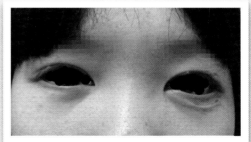

睑外翻

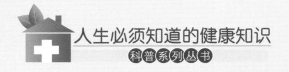
睑外翻的表现有哪些

睑外翻有哪些表现？泪小点外翻发生溢泪，暴露部分的结膜有充血、肥厚、干燥、粗糙甚至呈表皮样改变，严重者可导致睑闭合不全及暴露性角膜炎。

睑外翻会出现哪些不适

(1)因泪小点外翻，发生溢泪。

(2)暴露部分的结膜充血、肥厚、干燥、粗糙、甚至呈表皮样改变。

(3)严重者可导致睑闭合不全及暴露性角膜炎。

如何检查睑外翻

睑外翻后，睑缘离开眼球，睑结膜干燥肥厚，表面充血。角膜亦干燥，溃疡形成，最终产生疤痕，危害视力。所以要及时看医生，手术治疗。

怎样治疗睑外翻

(1)瘢痕性眼睑外翻需要整形手术，游离植皮术是最常用的方法，原则是增加眼睑前层的垂直长度，消除眼睑垂直方向的牵引力。

(2)老年性眼睑外翻也可行手术治疗，利用"Z"形皮瓣进行矫正手术，或以"V"、"Y"改形术。

(3)麻痹性眼睑外翻，关键在于治疗面神经麻痹，外翻先可保守治疗，用胶布牵拉眼睑保护角膜和结膜，或作暂时性睑缘缝合术。

睑外翻的后期危害是怎样的

睑外翻是下睑结膜向外翻转，致眼睑与眼球不能密切接触，睑裂闭合不全。睑结膜因外翻后长期暴露而易发生慢性结膜炎，导致分泌物增多，结合膜干燥、肥厚并充血。上睑外翻，由于角膜暴露易并发角膜炎和角膜外伤，使视力下降，甚至失明。下睑外翻，因泪点不能与眼球紧贴，致发生溢泪。即使是轻度的睑外翻，功能损害不重，也因外观不美而需要矫正。

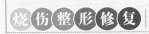

何谓老年性睑外翻

老年性睑外翻是由于老年人眼睑皮肤松弛，眼轮匝肌和内、外眦韧带力量逐渐减弱、张力下降以及地球吸引力和下睑重力作用所造成的，还由于下睑外翻导致睑缘与眼球分离而溢泪，再加上长年不合理的拭泪方式更加重了睑外翻。

睑内翻是怎么回事

睑内翻指眼睑、特别是睑缘向眼球方向卷曲的位置异常。当睑内翻达一定程度时，睫毛也倒向眼球。因此，睑内翻和倒睫常同时存在，常见于老年性上睑松弛。

先天性睑内翻常为双侧，痉挛性和瘢痕性睑内翻可为单侧。患者有畏光、流泪、刺痛、眼睑痉挛等症状。检查可见睑板、尤其是睑缘部向眼球方向卷曲。倒睫摩擦角膜，角膜上皮可脱落，荧光素弥漫性着染。如继发感染，可发展为角膜溃疡。如长期不愈，则角膜有新生血管，并失去透明性，引起视力下降。

睑内翻分几类

睑内翻的病因有先天性睑内翻、痉挛性睑内翻和瘢痕性睑内翻。

先天体表畸形整形篇

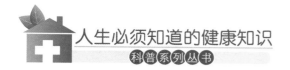

睑内翻可分为三类

(1)先天性睑内翻:多见于婴幼儿,女性多于男性,大多由于内眦赘皮、睑缘部轮匝肌过度发育或睑板发育不全所引起。如果婴幼儿较胖,鼻梁发育欠饱满,可引起下睑内翻。

(2)痉挛性睑内翻:多发生于下睑,常见于老年人,又称老年性睑内翻。是由于下睑缩肌无力,眶隔和下睑皮肤松弛失去牵制睑轮匝肌的收缩作用以及老年人眶脂肪减少,眼睑后面缺少足够的支撑所致。如果由于炎症刺激,引起睑轮匝肌、特别是近睑缘的轮匝肌反射性痉挛,导致睑缘向内倒卷形成睑内翻,称为急性痉挛性睑内翻。

(3)瘢痕性睑内翻:上下睑均可发生。有睑结膜及睑板瘢痕性收缩所致。沙眼引起者常见。此外,结膜烧伤、结膜天疱疹等病之后也可发生。

睑内翻的治疗方案是怎样的

(1)先天性睑内翻随年龄增长、鼻梁发育,可自行消失,因此不必急于手术治疗。如果患儿已5~6岁,睫毛仍然内翻,严重刺激角膜,可考虑手术治疗,行穹隆部眼睑皮肤穿线术,利用缝线牵拉的力量,将睑缘向外牵拉以矫正内翻。

(2)老年性睑内翻可行肉毒素局部注射,如无效可手术切除多余的松弛皮肤和切断部分眼轮匝肌纤维。对急性痉挛性睑内翻应积极控制炎症。

(3)瘢痕睑内翻必须手术治疗,可采用睑板楔形切除术或睑板切断术。

如何预防睑内翻

(1)涂少许眼膏,将睫毛粘在皮肤上。

(2)用橡皮膏一端轻轻贴在孩子的睑下缘,将睑刚好拉为不倒睫状,另一端贴在脸的皮肤上。注意不要拉开太多,否则反而引起不适。此法是暂时性方法,常用会有损嫩皮肤。

睑内翻的手术指征与禁忌证是怎样的

睑内翻的手术指征有：

（1）眼睑缘内卷，睫毛成排倒向角膜；

（2）眼睑内翻致明显角膜损伤或患者主诉异物感。

睑内翻的手术禁忌证有：

（1）眼睑重度闭合不全；

（2）急性结膜炎，青光眼发作期；

（3）慢性泪囊炎溢脓期。

眉畸形有哪些危害

眉畸形或眉缺损，不仅有损于容貌仪表和气质，并影响正常的表情活动和失去阻挡额头部汗水向下流入睑裂的功能，需设法修复。

眉畸形的病因有哪些

（1）眉畸形的形成多因局部皮肤软组织的撕裂伤后早期治疗不当，未能准确对接整齐精细缝合修复，造成错位愈合而引起。

（2）眉缺损主要是烧伤引起者居多，或因眉部皮肤的肿瘤切除所致，亦偶见于麻风、局限性脱发、梅毒等疾病。

眉畸形的临床表现是怎样的

眉缺损或眉畸形可为部分或全部缺如，对位不良。眉毛还可受额或睑瘢痕的牵拉致位置异常。

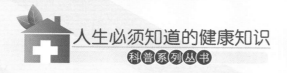
眉畸形的治疗措施有哪些

（1）眉下垂：可单纯行眉上提整形术矫正，或与上睑整形术同步进行。从眼轮匝肌下分离至眶上缘1~1.5厘米水平，将悬吊的眉脂肪垫切除后再将下垂的眉悬吊至眶上缘上方的骨膜上，使之复位。

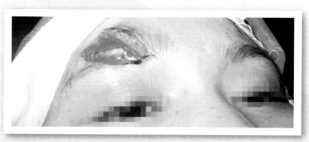

眉缺损

（2）眉移位：先天性眉距过宽可采用"Y—V"成形手术矫正；外伤所致的眉移位可根据畸形的具体情况，设计"Z"成形修复矫正。

怎样治疗眉缺损

（1）眉部分缺损的治疗：如眉内端或外端缺损小于1/3者，可据皮肤的弹性，采用"Y—V"手术，使健康眉区组织向缺损部位延伸滑行皮瓣修复；或皮瓣蠕行推进法，即先以缺损的一端为蒂，形成皮瓣尽量向缺端接近，而皮瓣之中1/3段暂让其熠合成皱襞。3~4周后行第二期手术时则以另一端为蒂，剖开获得视觉上的改观。

（2）眉大部或全部缺损的治疗：①健侧眉皮瓣转位修复术：适用于健侧眉毛较浓密粗大者。切取健侧眉长、1/2宽度蒂位于两眉中点之含一半眉毛之皮瓣，然后将患侧相当于眉弓处作弧形切开，皮下剥离后将健眉皮瓣旋转180度移植于该创面，创缘向断端缝合，转移后如有猫耳形成可后期处理。②头皮片游离移植眉再造术：术前先作出眉毛定位标记，如为单侧缺损，则依健侧眉定位描绘；如为双侧眉缺损，应沿眉嵴定位。头皮片多取自耳后发际缘，按所需眉形及大小切取全厚头皮，头皮片先以不超过0.6厘米为宜，沿眉之定位线切开，分离出受床创面后将头皮片移植，间断缝合创缘，局部稍加压固定。③颞浅动脉岛状头皮瓣眉再造术：切取缺损同侧颞浅动脉为蒂所连接的一条鬓角或颞部发际的头皮条，通过皮下坠道转移至缺损部位受床创面。其优点是皮瓣血供好，再造后的眉毛生长茂密，适于浓眉大眼性男性患者。

什么是眼袋

人到中年，下眼睑往往会膨大、松弛、下垂，称之为眼袋。它是人体一种衰老的象征。轻中度眼袋会影响人的容貌和自信心，重度眼袋因下睑臃肿，向外突出，会给人一种老

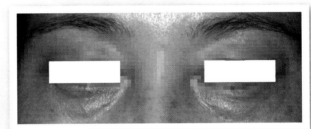

眼袋凸出

态龙钟的感觉。眼袋系下睑皮肤，皮下组织，肌肉及眶膈松弛，眶后脂肪突出形成的，常见于40岁以上的中老年人，不论男女均可发生，它是人体开始老化的早期表现之一。少数年轻人也可出现眼袋，多是由于家族遗传、慢性疾病或饮食起居不规律造成的。

卧蚕和眼袋有何区别

卧蚕是紧邻睫毛下缘一条4~7毫米带状隆起物，看来好像一条蚕宝宝横卧在下睫毛的边缘，笑起来才明显，让眼神变得可爱。卧蚕比较小，但是比较凸，而且一般不黑，而眼袋一般会比较发暗。卧蚕和眼袋是可能同时存在的。微笑或眯眼时更为明显，由此常常被当作眼袋。其实，这并非是眼袋，而是眼轮匝肌局部肥厚，民间一般称之为"卧蚕"。

"卧蚕"最易出现在大眼睛或眼睛略凸的人身上，会给人一种亲切感，其观感与眼袋所带来的憔悴感截然不同。此外，民间认为有"卧蚕"的人异性缘很好，眼

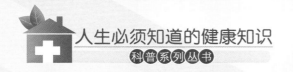
睛看上去有一种特别的魅力。由此看来，漂亮眼睛才长"卧蚕"。而眼袋主要是因脂肪凸出所致，如果将眼袋当成"卧蚕"来处理，那就不会有任何成效。

眼袋一般呈三角形，而"卧蚕"则呈椭圆形。眼袋每时每刻都存在，而"卧蚕"在笑起来时才明显。

眼袋形成的原因是怎样的

（1）眼部皮肤松弛：眼部肌肤特别薄，是人体最薄的肌肤，而且眼部肌肤的运动量很大，平均一天要眨眼10000次，容易老化松弛。皮肤松弛易形成眼袋。这种认识有很大的代表性。经过论证，也是眼袋产生的主要原因。所以，提升皮肤紧致度是主要的改善途径。

（2）眶隔膜松弛：眶隔脂肪有其正常的生理功能，其主要功能是保护眼球。同时也是形成眼袋的原因之一。人到中年后眼睑皮肤由于水分减少而萎缩松弛，眼轮匝肌松垂，眼眶隔膜张力减弱，眶内脂肪由于重力作用向前下方疝出，从而形成眼袋。之所以形成"囊袋样"外观，是由于眶隔膜的张力减退所致。眼袋的去除如果单纯进行手术抽脂，而不进行眶隔膜的修复，后果必然会导致眼袋复发。如果大量取出脂肪，那必然造成下睑的凹陷，加重衰老外观。

泪沟和眼袋有何区别

泪沟是指由内眼角开始出现在下眼睑靠鼻侧的一条凹沟，有的人甚至可延伸到脸颊。由于泪沟的凹陷与周围皮肤的对比映衬，使下睑组织看起来有些臃肿、凸出，由此很容易被认为是眼袋，但其实那只是泪沟变深给人的错觉。

泪沟一般是先天性的，眼皮较薄的人常常会比一般人更明显。但泪沟通常在年轻时不会很明显，这是因为年轻人皮下脂肪较为丰富，皮肤也较为紧绷，因此只会有隐约的轮廓。不过，随着年龄的增长，皮下脂肪日渐萎缩，皮肤会变薄并因弹性降低而下垂，下眼皮内侧的泪沟就会变得很明显，"眼袋"就这样显现出来了。眼袋和泪沟的外观区别：从侧面观察，眼袋有凸出感，而泪沟只有凹陷。

眼袋分哪几型

（1）单纯眼轮匝肌肥厚型眼袋：由于遗传性因素，年轻时就有下睑眼袋。其突出特点为靠近下睑缘，呈弧形连续分布，皮肤并不松弛，多见于20~32岁年轻人。

（2）单纯皮肤松弛型：此种情况为下睑及外眦皮肤松弛，但无眶隔松弛，故无眶隔脂肪突出，眼周出现细小皱纹，多见于33~45岁的中年人。

（3）下睑轻中度膨隆型：主要是眶隔脂肪的先天过度发育，多见于23~36岁的中青年人。

（4）下睑中重度膨隆型：同时伴有下睑的皮肤松弛，主要是皮肤、眼轮匝肌及眶隔松弛，造成眶隔脂肪由于重力作用脱垂，严重者外眦韧带松弛，睑板外翻，睑球分离，常常出现流泪，多见于45~68岁的中老年人。

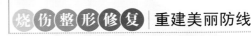

先天体表畸形
整形篇

去除眼袋的手术方式有几种

手术方法主要有两种，一种外开刀，另一种内开刀。外开刀法做法就是在下睑睫毛根部下1毫米处切开皮肤，剥离皮肤与眼轮匝肌间隙，切开打开眶隔，拉出眼袋脂肪并切除。内开刀就是翻开眼皮在眼睛内作一个切口，打开眶隔，拉出眼袋脂肪并切除。

手术去眼袋的步骤是怎样的

手术去眼袋是从人的皮肤特定情况出发，采用内路加紧肤的技术。从下睑结膜面内路切口，去掉外、中、内三个脂肪球，并将松弛的肌肉挂靠在框骨膜上以加紧肌

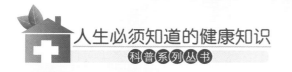

肉,同时切除多余松弛的皮肤,使人看起来精神百倍。眼袋手术的切口线非常细微,短时间内即可恢复正常,不会留下瘢痕。

需要提醒的是,眼袋手术并非看起来那么简单,只有通过临床经验丰富、正规医院的医生对不同情况的正确判断才能获得最佳美容效果,同时避免手术的并发症发生。

怎样进行眼部手术的术前准备

(1)如有结膜炎、睑缘炎、严重砂眼者必须治愈后才能手术。眼周有炎症者暂缓手术。术前一天滴抗生素眼药水,一日两次。

(2)有出血倾向病史的受术者要检查血小板和出、凝血时间。

(3)中、老年受术者必要时需测血压和做心电图,如有轻度异常,在术前要对症用药。

(4)避开月经期施行手术。

(5)妊娠前期(3个月)或妊娠后期(3个月)暂缓手术。

(6)术前7~10天停服类固醇激素和阿司匹林等抗凝药物。

(7)疤痕体质禁做。

眼袋手术的术后恢复期会出现哪些表现

眼袋手术中必须注意皮肤及眼轮匝肌特别是眼轮匝肌的睑板前部不要切除过多,否则很容易发生眼外翻这种最常见的并发症。术中要注意彻底止血,不然会发生术后血肿,影响手术效果。

一般来说,术后3天眼部肿胀明显,眶周有明显的青紫斑。术后5天拆除缝线。术后一周肿胀基本消退,眼眶周围皮下仍可存留轻度青紫斑或黄斑。术后 10~20天术区将完全消肿。术后如发现有轻度眼睑与眼球分离的现象,一般在2~3个月可

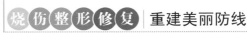

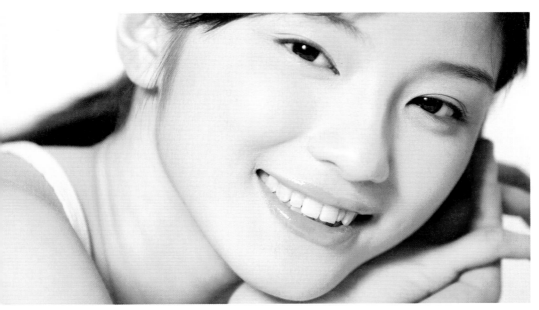

恢复正常，不必再次手术。如出现明显的睑外翻，则需要在术后 3~6 个月再次进行手术矫正。对于严重的外翻，同时伴有慢性结膜炎的，修复十分困难，而效果确实的修整方法又与美容的愿望相违背，如下睑板的部分切除，会造成下睑的缩短，改变眼形；而植皮、皮瓣移植，又会留下明显而又难看的痕迹，由此可见眼袋手术后的下睑外翻重在预防。

怎样减少眼袋手术并发症

常见的并发症有下眼睑外翻、瘢痕形成、血肿、眶下缘上方塌陷等。避免以上并发症的发生需注意多方面的因素：首先是患者如果有瘢痕增生倾向、瘢痕体质最好不做手术，有出血倾向者应谨慎手术。手术技巧也很重要，手术操作要轻柔，术中切除皮肤要适度，止血要彻底，脂肪切除量需合适，用美容的小细针缝合。患者术前忌烟，停服避孕药及抗凝血药物，避免月经期手术等，均有利于减少手术并发症的发生。

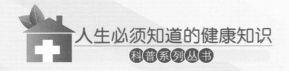
去眼袋手术留疤痕吗

一般情况下，单纯眶膈脂肪突出者、选用内路或内吸祛眼袋法去除眼袋脂肪者，因手术过程是在结膜面完成，皮肤表面无手术切口，手术后肿胀轻微，看不到手术痕迹。因此，此法祛眼袋是肯定不留疤痕的。

而需去除皮肤的去眼袋手术，切口选择在睫毛下，切口隐蔽。此处皮肤是全身最薄的皮肤之一，愈合能力特别强，再加上我们手术采用无创技术，选择优质缝合线，因此去眼袋手术会只是在术后短期内可见手术痕迹，时间一长痕迹几乎都看不见。

眼袋手术后的注意事项有哪些

（1）对本手术应有明确的认识，效果和年龄及眼袋大小有关。

（2）做后禁忌剧烈运动，不要猛低头、抬头。洗脸时避免水滴溅入下眼睑、3天后可正常洗脸。眼袋做后可能有青肿现象，此为正常现象。一般可以在一周内自行消退。做后48小时内，可局部用冰袋冷敷多次，3~5次/天，一次20分钟左右。48小时后改为局部热敷，3~5次/天，一次20分钟左右。

（3）眼袋手术后需用纱布卷敷压，时间长点较好，最好一晚上为宜，忌食辛辣等发物的食物。

眼袋是否需及时治疗

如果眼袋问题不及时解决，随着年龄的增长，下眼皮附近的脂肪堆积就会越来越多，皮肤压力随之增大，就像盛了水的袋子一样，久而久之，皮肤松弛。这时只能在取出脂肪的同时，去除部分皮肤来解决眼袋问题，即通过外切口眼袋去除术。它是在离下眼睑睫毛缘2~3毫米的地方切口，去除多余的眶膈脂肪、眼轮匝肌和松弛的下眼睑皮肤。术后加压包扎，一周左右基本消除肿胀和淤血.切口很隐蔽，一般看不出来。

眼袋手术适合哪些人群

（1）皮肤松弛型：眼睑皮肤松弛，形成皱纹，无眶隔脂肪突出和眼轮匝肌肥厚。

（2）眶隔脂肪脱垂型：眶隔脂肪脱垂，在下睑造成向外膨突或袋状突出。

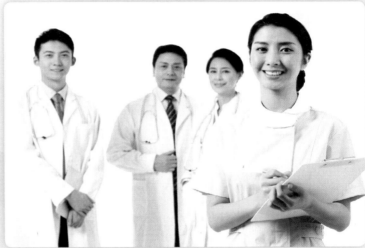

（3）眼轮匝肌肥厚型：睑缘下方呈水平状隆起。

（4）混合型，就是以上3种的组综合。年龄较大或眼袋较大者刚做完可能感觉皮肤松弛，随着皮肤弹性及定位作用，会逐步收紧。

眼袋手术成功的标准是怎样的

（1）无明显的感染、血肿等并发症。

（2）手术损伤小、恢复快，一周左右基本消除肿胀、淤血。

（3）切口平整，无明显瘢痕。

（4）切除的皮肤宽窄适当，双侧对称，无眼睑外翻。

（5）去除的眶隔脂肪适当，去除过小，效果欠佳；去除过多，又会引起下睑凹陷

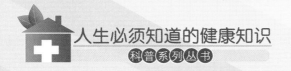
畸形。

（6）去眼袋手术后眼袋消失，局部平整，没有出现凹陷或突出。

（7）去除眼袋后，因眼袋引起的黑眼圈应同时消失。

（8）去眼袋手术后，下眼睑皮肤细小皱纹应消失。

去眼袋术后怎样护理

（1）虽然去眼袋术后眼睛的视力不受任何影响，但是过多地用眼，不利于消肿。所以，手术后建议您要注意减少用眼活动。需要适当休息，避免太劳累，并按我们医生的指示到医院进行局部清洁，避免用力在眼部揉搓，术后恢复期应避免或减少辛辣饮食。

（2）术后48小时内冰敷可帮助消肿，止痛，一次15~20分钟，最长不可超过20分钟，冰敷后需休息1小时后才可再冰敷；伤口及周围以清水冲洗，洗净后将伤口擦干，涂上药膏即可.保持伤口清洁，勿用手触碰伤口，手术后一周拆线，复原期需两个星期。

（3）去眼袋手术后，应注意休息，尽量少看书、电脑、电视，有利于消肿；遵循医嘱服用消炎药品；可用冰袋冷敷手术区，以减少出血，防止肿胀。一般如果有出血个人不易察觉，所以当觉得肿胀加剧等症状时，要遵医嘱及时就医处理。

眼袋治疗的其他方法有哪些

（1）射频消融去眼袋：利用射频将眶隔脂肪液化，通过仪器产生的离子负压和使汗腺导管的扩张将眶隔脂肪导出。同时，用微型组织定位器重新组织、定位收紧皮肤。优点：采用先进的射频仪，使手术中无出血、无痛苦、恢复快，且能促进皮肤弹性恢复，对减少眼周皱纹有独特的效果。

（2）超声波法去眼袋：不同人体组织有不同的固有频率，脂肪组织也有固定的超声共振频率，特殊波长的超声波有"空化效应"。当超声波仪发出的频率与眼袋脂肪频率一致时，脂肪细胞就会发生共振反应，这种共振反应到还一定的能量密度时，能够将眼袋脂肪彻底乳化，使其从固体状态变为液体状态，而周围的正常组织不会受到损伤。因而可以去除干净也是目前唯一不复发，免维护 不开刀、不打麻药 、不青紫的去眼袋方法。

如何矫正下睑外翻

下睑外翻是眼袋术后常见并发症。表现在下睑结膜向外翻转、充血、水肿，并有畏光、流泪等眼刺激症状，历时较久者，结膜肥厚。

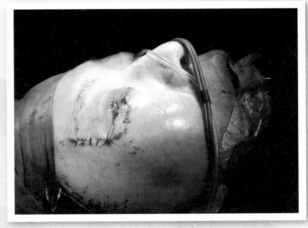

皮瓣再造下眼睑

处理：轻度者可采用局部按摩或局部注射保泰松以促使下睑皮肤松解，一般数月即可复原或改善。重者可作外侧"V"形皮肤切除缝合；或将眼轮匝肌瓣向外上眶缘提吊固定；或利用上睑旋转皮瓣、鼻侧皮瓣、颞部皮瓣矫正外翻。严重者则需行游离植皮矫正术。

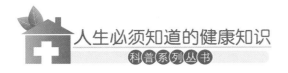
鼻部畸形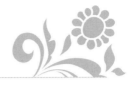

最常见的鼻畸形有哪些

　　鼻子作为颜面最突出的部位，出现畸形，势必格外影响人的美丽。拥有美丽鼻子，无疑能给人很好的印象。相反，丢脸的鼻子也会给人很深的印象。鼻子的畸形或缺损的类型实在太多了，常因人而异，修复方法也很多，肯定无法全部介绍，只能列举几种最常见的鼻子畸形，来看看短鼻畸形矫正。

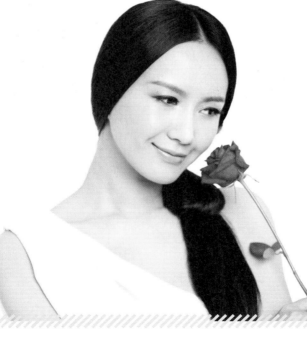

　　（1）鞍鼻畸形：形成鞍鼻的原因主要是先天性的，其次是由于外伤，再有就是感染引起的。塌鼻使面部凹陷，缺乏立体感，使一个人的气质与风度不佳，给人以卑怯感。鼻梁下塌，不仅影响脸型，而且给人以鼻子短缩、似乎与脸不成比例的错觉。经过隆鼻术矫正了塌鼻的缺陷之后，一幅美丽的容貌就随之产生了。

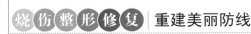
（2）鼻孔过大：过大的鼻孔会使人看上去不精巧美丽，让人一抬头就看见两个圆圆的黑洞，给人感觉很不舒适的，影响一个人的外在美丽，所以有必要进行鼻孔缩小的手术。鼻孔缩小是在鼻孔侧做切口将鼻孔收窄，使面部五官达到协调，更显个人魅力。

（3）宽鼻：鼻背骨宽大，表现为鼻背低平、较宽、鼻翼宽、鼻孔肥大，面中部欠立体感。这种鼻形靠单纯隆鼻只能改善高度，无法改变鼻子基底部，鼻子会显得又大又蠢。宽鼻缩窄术可改善高度，又可变窄鼻背，收紧鼻翼，可谓一举多得。

人无完人，每个人都会有一些小缺陷。但是，通过相关手术，却会让您在生活及工作中变得更加自信。

先天体表畸形整形篇

能否一次解决所有畸形

对于这个问题，整形外科专家不赞同一次解决所有问题，那样只会让所有手术的效果都打折扣。因为鼻子的修复，不仅要考虑到局部和整体的关系，还要考虑局部和局部的关系。如果一次做很多手术，就会导致某些局部相互影响，而造成效果打折扣。所以，还是在决定手术时，多听听整形医生的建议。有些手术改在二期后再做只会让整体效果更加突出，不要急于求成。

还有哪些鼻畸形

鼻畸形还有朝天鼻、长鼻、歪鼻、鹰钩鼻、酒糟鼻、驼峰鼻等，重度畸形还有鼻长径短缩、鼻尖低并向后仰，致鼻前孔朝前上方，出现碟状脸畸形。不同的鼻子畸形问题，需要采用不同的鼻畸形手术来治疗。这些畸形大多是先天的，让人很无奈甚至很无望。但不管先天还是后天的，整形手术都能为你完美的治疗鼻畸形。

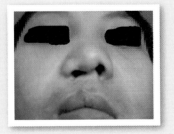

鼻畸形

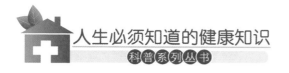
鼻畸形手术因人而异吗

鼻畸形整形手术要根据鼻子畸形的种类来选择手术方式，而治疗鼻畸形首先就要找准手术要害。那么，治疗鼻畸形的要害是什么呢？那就是不同的鼻畸形要选择不同的整形矫正手术，首先你要了解各种鼻畸形的症状和解决办法，才能真正地治疗鼻畸形达到完美的效果。

鞍鼻俗称为塌鼻梁，是鼻梁比正常高度低，鼻背呈不同程度凹陷的畸形，多由外伤、感染及先天畸形引起。鞍鼻凹陷通常使用充填材料的方法进行治疗。充填物的选择一般要根据局部塌陷程度和求美者自己的意见而定。鞍鼻畸形整形手术的方法比较简单，在局麻下进行，切口隐蔽，不易发现，隆鼻手术会让你的人生从此高贵美丽。

隆鼻手术如何进行

鞍鼻可分为先天性与后天性两种。后天性多系外伤、感染或鼻中隔手术后引起鼻梁塌陷，鞍鼻整形手术一般采用鼻部填充材料：医用硅胶、膨体、自体软骨等。这些材料具有性能稳定、刺激性小、便于塑形、能长期保存在组织内且不会变形等特点。单纯性鞍鼻可以进行隆鼻术，移植的组织为软骨或医用硅胶等组织代用品，以自体软骨为好；复杂性鞍鼻需要进行疤痕切除、松解植皮或皮瓣转移法；内嵌植皮假体支撑法。手术切口在鼻内，切口比较隐蔽，在术后没有明显瘢痕。

歪鼻畸形有哪些类型

歪鼻也是一种常见的鼻子畸形问题，歪鼻可由先天性或后天性原因所引起，有局限性或整体性歪曲。分为软骨性歪鼻、骨性歪鼻和骨软骨性歪鼻，常伴有鼻中隔偏曲或鼻中隔软骨前下脱位。典型的歪鼻可以是C型、S型或侧斜型。因鼻是面部重

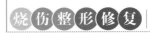

要器官,处居中位置,歪鼻畸形可造成外观上的明显欠缺,甚至有可能造成功能上的损害。

外伤性歪鼻畸形手术应注意哪些事项

歪鼻手术应根据歪鼻的不同情况相应做些变更,对伴有鼻骨或上颌骨骨折肿胀或淤斑发生之前的歪鼻和外伤后1周内消肿的鼻骨骨折导致的歪鼻,一般采用手法复位。歪鼻整容术后应注意塑形固定,避免感冒,防止感染。

短鼻畸形手术有什么特点

因为鼻骨短,短鼻手术不容易。在鼻软骨的分配上存在很大的难度,因此短鼻整形术在鼻整形手术中是一项难度比较大的手术项目,一般短鼻整形术可以矫正的部分只有软骨。所以,应把软骨向希望拉长的方向重新分配。

鼻孔畸形的分类及特点有哪些

鼻孔畸形可能是先天性的,例如唇腭裂的患者(俗称兔唇),常伴有鼻孔大小不一。后天性鼻孔大小不一的患者,可能是由疾病、外伤、烧伤、瘢痕挛缩等原因而引起。不管是哪类原因引起的鼻孔不一,都会影响美观,需进行矫正治疗。矫正鼻孔大小不一时,首先必须设计好手术方案。前鼻孔狭窄及闭锁鼻孔狭窄和闭锁的不仅影响呼吸、嗅觉和发育,而且影响整个面部的发育。

大鼻孔也是鼻畸形的一种,如何对待鼻畸形

对于鼻孔过大的鼻子畸形问题,可以行鼻孔缩小术来修缮。过大的鼻孔会使人看上去不精致美观,影响一个人的外在美丽,所以有必要进行鼻孔缩小的手术。鼻

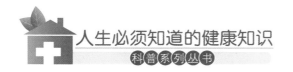
孔缩小是在鼻孔切口将鼻孔收窄，使面部五官达到协调，更显个人魅力。鼻孔缩小可以显著地改变鼻孔形状或大小，使鼻孔的大小和形状与面部协调美观 。

怎样治疗鼻孔狭窄和闭锁畸形

除有先天因素外，大多数由外伤、烧伤、烫伤或被传染等后天因素造成的。前鼻孔狭窄或闭锁，尤其是前鼻孔的瘢痕性狭窄或闭锁者，外貌上更需要因鼻翼软骨的发育不全引起的鼻孔的不对称，可以用耳软骨加强鼻翼软骨来进行矫正。有时鼻棘的位置异常引起的鼻孔的不对称，通过矫正鼻棘即可治愈。因疤痕组织或数次手术后所致的鼻孔畸形，通过耳软骨的复合移植或利用激光切除进行矫正，鼻孔矫正后，还可使用鼻孔维持器继续矫正鼻孔。

宽鼻畸形手术如何做

鼻背骨宽大，表示为鼻背低平较宽，鼻翼宽、鼻孔肥大，面中部欠立体感。这种鼻形靠单纯隆鼻只能改善高度，无法改变鼻子基底部，鼻子会显得又大又蠢。宽鼻缩窄术通过鼻腔截开鼻骨中缝及鼻骨两侧起始部，向内收紧两块鼻骨，使鼻骨对合整齐。

什么是驼峰鼻，何时手术为宜

驼峰鼻是由于鼻骨发育过度，造成鼻梁高拱，跟驼峰似的。手术经过将过多的骨质去除来塑鼻形治疗。为了保证手术效果，手术年龄应在18岁以后。

驼峰鼻畸形矫正手术怎么做

驼峰鼻畸形像高、弯的鼻子，给人看起来奸诈、轻佻的感觉，如鹰鼻。这种情况下,想要治疗鼻畸形医生就会选择鼻骨整形术。手术切口开在鼻孔内。切开后,用小剪刀在皮下组织与鼻软骨、鼻骨间做较广泛的分离,然后用小骨凿或小弯手术锯将鼻背部过高的鼻骨凸起及鼻软骨截掉,再用小骨锉将鼻骨和软骨的不整洁的骨面锉平。

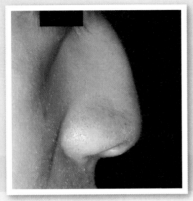
驼峰鼻术前

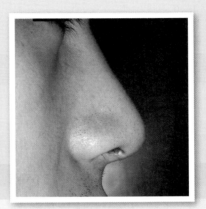
驼峰鼻术后

什么是酒渣鼻,如何治疗

酒渣鼻是由皮肤病变引起的,俗称红鼻子,主要归罪于螨虫寄生。螨虫主要寄生于人的面部,特别是鼻部的毛囊和皮脂腺中。起初人的鼻尖和鼻翼皮肤潮红,油光发亮,受热时更加明显。接着,红斑上出现散在性丘疹及脓疱,鼻尖上有红丝缠绕,且高低不平。如不及时治疗,丘疹增大,皮肤变厚,鼻尖呈球形、紫红色,影响美丽。较常用的手术方法有切除植皮法,划切法和切削法。

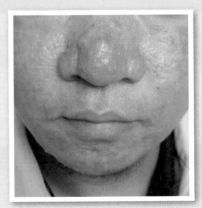
酒渣鼻

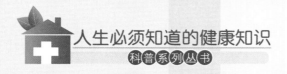

什么是唇裂继发鼻畸形

　　鼻畸形是唇裂的主要伴发畸形，是唇裂治疗不可忽视的部分。有研究表明，由于唇裂胚胎鼻软骨囊发育障碍，鼻软骨和鼻中隔生长缓慢，造成鼻软骨结构异常且组织量不足。

唇裂鼻畸形有哪些外观特点

　　单侧唇裂鼻畸形表现为患侧鼻翼坍塌、外展、下垂，鼻小柱短小、偏移，鼻翼基底凹陷，严重时伴有鼻中隔弯曲。

　　完全性双侧唇裂鼻畸形最为严重，因上颌骨分离、鼻底组织缺如，导致鼻小柱发育障碍，鼻尖低平，鼻翼呈水平外展。

怎样确定唇裂鼻畸形的修复时机

　　唇裂鼻畸形的修复时机仍是一个有争议的问题。有的学者主张在修复唇裂时同期修复鼻畸形；持反对意见者认为如此可能损伤幼儿的鼻软骨支架，对鼻发育造成不利的影响。近年来，似乎有更多的人倾向于支持同期对严重的唇裂鼻畸形进行修复或复位，而不是放任异位的组织在原来的状态下自由生长使畸形加重。文献报道

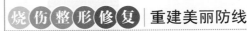

的唇裂鼻畸形的修复方式和所达到的效果不尽相同,其主要原则是适当游离鼻翼软骨,恢复其正常位置;延长鼻小柱,恢复鼻孔正常形态。唇裂鼻畸形的同期修复不是一样容易的工作,特别是幼儿。

唇裂鼻畸形修复术的适应证有哪些

(1)鼻尖低,鼻尖点偏于健侧或鼻尖呈分裂状。

(2)患侧鼻翼扁平塌陷;鼻翼外展下垂,鼻穹窿塌陷。

(3)裂侧鼻小柱缩短;鼻小柱偏斜,重者伴有鼻背偏斜。

(4)鼻孔横置;不对称(过大或过小)鼻孔底变宽或凹陷。

(5)鼻孔前庭内皱襞。

(6)鼻孔基底塌陷,鼻孔底平台缺陷或有小缺口。

怎样进行唇裂鼻畸形修复术

唇裂鼻畸形严重程度随个人而异,唇裂鼻畸形手术的临床特征简单地说是鼻部的不对称畸形。矫正方法:根据鼻小柱的高低,在鼻小柱基底和两侧鼻翼处形成岛状皮瓣,并将其充分游离到鼻尖处;在两侧鼻翼软骨内作分离,暴露鼻小柱软骨;将皮瓣和鼻翼软骨一起升高,在鼻尖处将患侧鼻翼软骨固定在健侧软骨上;取患者自身肋软骨将其切削成薄片状,并将其插在两侧鼻翼软骨之间固定;最后将岛状皮瓣下拉,覆盖创面缝合。

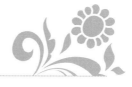

两性畸形

两性畸形的分类

两性畸形分为真两性畸形和假两性畸形。

什么是真两性畸形

卵巢和睾丸组织染色体核型可以为正常男性型、女性型或嵌合型,生殖导管和外生殖器往往为两性畸形。真两性畸形生殖腺必须是完整的即睾丸必须有正常的结构,有曲细精管、间质细胞及生殖细胞的迹象;卵巢必须有各种卵泡并有卵细胞生长的现象。至于仅有卵巢或睾丸的残遗组织,不属于真两性畸形。

真两性畸形的分类

真两性畸形有两种类型。

(1)一侧为卵巢,另一侧为睾丸,称为单侧性真两性畸形,这种类型占40%。

(2)两侧均为卵睾(即在一个性腺内既有卵巢组织又有睾丸组织),卵巢组织与睾丸组织之间有纤维组织相隔称为双侧性真两性畸形,这种类型占20%。

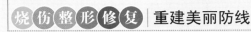

什么是女性假两性畸形

这是一种较常见的两性畸形，患者的性腺为卵巢、内生殖道为正常女性，但外生殖器有不同程度的男性化特征，如阴蒂肥大，形状似男性的尿道下裂，阴唇常合并在中线，近似男性阴囊，但其中无睾丸，阴道口小。性染色体组型为XX，性染色质为阳性。病因多由于先天性肾上腺皮质功能亢进，雄性激素分

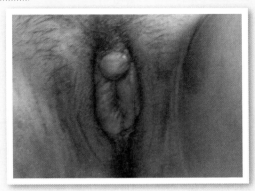

女性假畸形

泌过多所致。女性假两性畸形，即女性男性化，性腺为卵巢、染色体核型为46XX，但外生殖器部分男性化。其常见病因有先天性肾上腺皮质增生或称肾上腺性征综合征，属常染色体隐性遗传，系先天性肾上腺类固醇生物合成酶的缺陷所致。导致不能合成氢化可的松，从而垂体促肾上腺皮质激素分泌增多，致使肾上腺皮质增生，雄性素水平上升，女性胎儿外生殖器发育男性化。女性男性化的另一个原因是妇女在妊娠期使用较多的雄激素或具有雄性素作用的孕激素，使女性胎儿男性化。

临床症状为闭经，外阴发育异常，难辨性别，嗓音低沉。身材较矮，阴蒂肥大，阴唇融合，多毛。子宫、卵巢及阴道发育正常。

诊断与检查可通过询问病史，其孕母在妊娠期可能应用过雄激素类药物。检查知女性外阴男性化，染色体组型为46XX。血雄性激素及尿17酮水平均增高，雌激素及滤胞刺激素皆呈低值。

明确诊断后，应及早治疗，以减少患者的精神创伤。如阴蒂过大，可行肥大阴蒂部分切除术。阴唇融合者，行阴唇分离整形术。先天性肾上腺皮质增生患者，需终生服用可的松类药物，以抑制垂体促肾上腺皮质激素的过量分泌。

先天体表畸形整形篇

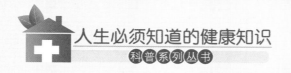
什么是男性假两性畸形

男性假两性畸形患者的性腺只有睾丸，其外生殖器变化很大，可以表现为男性的外形，也可以表现为女性的外形，或性别难辨。性染色体组型为XY，性染色质为阴性。男性假两性畸型指男性女性化。性腺为睾丸、染色体核型为46XY，呈女性体型，外生殖器女性化。

男性假两性畸型的常见类型为睾丸女性化综合征。染色体核型为46XY。体内睾丸酮水平正常，但靶器官对雄激素不敏感，且睾丸酮仍通过芳香化酶转化为雌激素，故呈女性特征。

临床症状为诉说体型及外阴发育正常。检查知女性体型，乳房女性发育，无阴毛腋毛，外生殖器似女性，阴囊如大阴唇，阴茎短小，常伴尿道下裂，内生殖器缺如。腹腔内，腹股沟或大阴唇内可及发育不良的睾丸，结婚后可出现性交困难。

诊断与检查可通过询问病史，体格检查和生殖器检查表现为男性女性化。染色体核型为46XY。体内睾丸酮及尿17酮值高于女性，性腺活体组织检查为睾丸。

其治疗一般应按社会性别、本人愿望和外生殖器畸型状况予以治疗。如确定性腺为睾丸，社会性别为女性，则应切除发育不良的睾丸和有尿道下裂的阴茎，行阴道成形术，以利性生活。假两性畸形症状一般会影响性生活进行，故需施外阴矫治术后始能恢复性生活，但矫治后一般难有生育力。

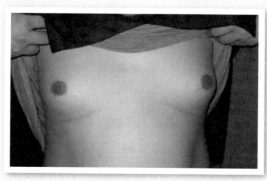

男性乳房发育

何谓睾丸女性化综合征

在男性假两性畸形中，睾丸女性化综合征较为常见。首次报道见于1817年。

1953年莫里斯（Morris）提出"睾丸女性化"一词沿用至今，近年来有人提出为"雄性素不敏感综合征"。抗中肾旁管激素缺乏，中肾管发育正常、中肾旁管退化不完全。临床表现为男性，但男性第二性征不明显，毛发细、皮肤嫩、性功能不全，并可出现发育不全的子宫和输卵管。

男性假两性畸形怎样处理

处理上应着眼于性别选择和生殖腺处理两个方面。经适当处理后，一般难以保持生育能力。故我们认为性别的处理上尽量使其向女性方向发展。

什么是先天性睾丸发育不全综合征

先天性睾丸发育不全综合征或称小睾丸症（Klinefelter's综合征，简称克氏征），克兰费尔特（Klinefelter）于1942年首先发现并描述了小睾丸及青春期乳房发育为临床特征。1959年雅各布斯（Jacobs）等首次用细胞遗传学方法发现了1例克氏征患者，证实了染色体有异常。

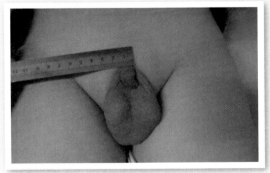

男孩发育不良

真两性畸形流行病学是怎样的

真两性畸形是既有睾丸组织又有卵巢组织的患者。其发病情况各国不同，在西欧和北美少见，但在非洲却是最常见。其核型以46XX最多见，占63%。

真两性畸形检查方法有哪些

（1）详细的调查病史。

（2）测定性调节激素的水平。

（3）染色体核型分析。

（4）影像学检查：应用超声影像，CT等诊断是否存在生殖器畸形。

（5）用剖腹探查术或者腹腔镜，取活组织病理检查。

真两性畸形病因有哪些

真两性畸形的原因可能如下。

（1）单合子性染色体镶嵌，这是减数分裂或有丝分裂错误所致。

（2）非单合子性染色体镶嵌这往往是两个受精卵融合或两次受精鹅的结果。

（3）Y染色体向X染色体易位。

（4）常染色体突变基因。家族性患者的遗传方式是常染色体隐性或显性遗传。

假两性畸形的可能原因是怎样的

（1）抗中肾旁管激素缺乏，中肾管发育正常，中肾旁管退化不完全。

（2）雄性激素合成及作用障碍，临床表现为外生殖器似男性，有尿道下裂、双阴囊、睾丸发育不良，青春期有轻度男性乳房发育。

（3）睾丸发育不全，表现为外生殖器性别不清。

（4）睾丸女性化综合征，患者有睾丸，性染色体组型为XY，性染色质为阴性。

真两性畸形的发病机制是怎样的

染色体隐性遗传真两性畸形核型为46XX，占60%；核型为46XY占20%，核型为嵌合体46XX/46XY约占20%。在核型为46XX的基因组织中，用Y特异性DNA探针未发现Y染色体，故不能用Y→X或Y→常染色体移位或通过性染色性嵌合解释其发病机制。已证明控制性发育和分化的基因可能位于常染色体，有报道46XX核型两同胞均为阳性外生殖器畸形性腺均为卵睾，但性别为一男一女，据认为由父方传递而得，属常染色体显性遗传。

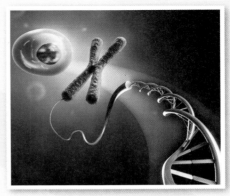

遗传示意图

从XX真两性畸形卵睾的睾丸取细胞培养，可检出H-Y抗原阳性，而取自卵巢部分的培养为阴性，提示卵睾起自H-Y阳性/H-Y阳性的嵌合原基。

真两性畸形核型46XY的病因学尚待进一步研究，其发病机制类同46XY不完全性腺发育不良。在睾丸发育的早期，生殖嵴等区域与睾丸发育有关的基因变异而另一区域则保留向卵巢分化的倾向，因缺乏双X染色体卵巢组织中原始卵泡加速分化。若有些卵泡保留下来这种病症叫真两性体，若仅有卵巢基质保留下来，则称为性腺发育不全。因此，卵睾和性腺发育不全很可能是同一过程中的不同表现。

真两性畸形临床表现有哪些

患者出生时外阴部不易区分男女，但比较倾向于女性，约3/4的患儿当作女孩抚育，阴囊发育不良似大阴唇。性腺大多可在腹股沟部位或阴囊内摸到。患者在发育期一般都出现女性第二性征，如乳房肥大，阴毛呈女性样分布。可有月经来潮。这是因为任何核型的真两性畸形都有卵巢组织，而卵巢的结构比较完善，所以大多数真两性畸形的卵巢在发育期可分泌雌激素，有排卵时还分泌孕激素，故可出现女性第二性征，但乳腺的发育较晚。患者大都有子宫及阴道阴道开口在尿生殖窦，常见有子

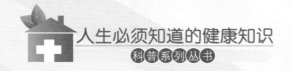
宫发育不良和子宫颈缺陷。

如果性腺是卵巢，则显微镜下一般正常，而睾丸在显微镜下都无精子生成。患者可有正常卵巢功能，极少数患者甚至能怀孕。卵睾是最多见的性腺异常，约半数卵睾在正常卵巢位置上移，其余一半或在腹股沟或在阴囊内。卵睾所在的部位与其成分有关，睾丸组织所占比例越大越易进入腹股沟或阴囊内。在卵巢一侧的生殖管总是输卵管，睾丸一侧的生殖管都是输精管，至于卵睾一侧的生殖管既可是输卵管也可是输精管，此与卵巢和睾丸组织的成分有关，一般以出现输卵管为多见。

怎样诊断真两性畸形

患儿出生后若发现外生殖器异常，应立即请专科医师会诊，尽早作出诊断，不能简单地作出单纯性尿道下裂合并隐睾或阴囊分裂的错误诊断。应作性染色质检查，多数呈阳性；若此项检查不符合正常男性，作染色体核型分析，组织细胞染色体较血细胞染色体核型分析对发现嵌合体更有帮助。对核型为XX者应仔细寻找女性男性化表型的来源，测定各种肾上腺激素、17-酮类固醇、孕三醇、17-脱氢黄体酮以除外常见类型的先天性肾上腺增生。组织学检查发现兼有卵巢和睾丸组织即可明确诊断，但有时因性腺发育不正常造成诊断困难。

怎样进行真两性畸形的鉴别诊断

（1）女性假两性畸形单纯从外生殖器难以确定性别，染色体组型亦为46XX，与真两性畸形表现相似。但24h尿17-酮类固醇及孕三醇增高，B超、CT检查常可见双侧肾上腺增大或有占位。

（2）男性假两性畸形单纯从外生殖器难以确定性别，与真两性畸形表现相似。但5α-二氢睾酮偏低，性腺活检只有睾丸组织，无卵巢组织。

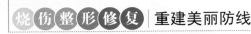

（3）克氏综合征只从外生殖器难以确定性别，与真两性畸形表现相似。但染色体组型为47XXY，性腺活检只有睾丸组织，无卵巢组织。

怎样治疗真两性畸形

治疗时所取性别是否恰当，对患者身心健康发育至关重要，一般认为2~3岁前经治疗确定性别，可避免发生心理异常。以往，对真两性畸形性别的取向主要根据外生殖器的外形和功能来决定是否行男性或女性矫形手术，而不是根据性腺、内生殖器结构或染色体组型近年来对真两性畸形，特别是核型为46XX者，多倾向改造为女性较好。理由：①真两性畸形患者的卵巢组织切片，大多能观察到原始卵泡，50%有排卵现象，而双侧睾丸曲细精管有精子发生者仅占1.2%；②真两性畸形患者中70%乳腺发育良好，24.5%发育较差，健康搜索不发育者仅5.5%；③男性尿道修补，外生殖器成型较为困难，且效果不理想而女性成形术的成活率较男性高；④核型为46XX /46XY患者的隐睾约30%可发生恶变，睾丸需予以切除。

什么是假两性畸形

假两性畸形指的是患者只有一种性腺，仅有卵巢或睾丸，但其外生殖器和第二性征与性腺性别不完全一致。可分为女性假两性畸形和男性假两性畸形。男性性腺者，外生殖器的外观，却是女性特征；具有女性性腺者，其外生殖器的外观，却是男性特征。因而出现貌似女性，实为男性，或貌似男性，实为女性的假两性人。假两性人实际上是一性人，即或者是男性或者是女性，只是由于其生殖器官外观呈异性特征，导致表里不一。

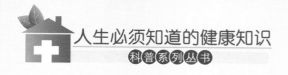

"石女"有哪些临床表现

所谓"石女"常常是指处女膜闭锁，阴道横膈，先天性无阴道或阴道闭锁。这种先天性缺陷并非一生下来就能引起人们的注意，有的人是到了青春发育期还迟迟不来月经，另有些人甚至是到了洞房之夜不能性交才被发现。有的"石女"是阴道下段有一横膈。此膈如无孔，可发生与处女膜闭锁类似的症状。如有一小孔，也可因月经血流出不畅而发生每月一次的小腹疼，并逐渐加重。婚后也常常发生性交困难。这种横膈常被误认为处女膜闭锁、虽然治疗也是手术切开，但手术方法较处女膜闭锁切开术略复杂。还有的"石女"，根本没有月经，婚后也不能性交。这就要查一下是否是"先天性无阴道"。因先天性无阴道常常也无子宫，因此不来月经。仅少数人有子宫，也会因经血不能外流而有每月一次，逐渐加重的小腹痛。其治疗方法是做一阴道成形术，术后就可以结婚了。总之，"石女"常表现为无月经，有的人还伴有每月一次且逐渐加重地小腹痛，并伴有婚后性交困难。治疗主要靠手术，如能在婚前发现就可避免新婚之夜的一场风波，术后均能解决性生活问题。如果子宫及输卵管发育良好，也照样能生育子女。这些人的卵巢一般是正常的，因此也不影响第二性征（女性征）的发育。

"石女"是怎样形成的

"石女"成因一般可分为两类。

（1）一种是由于基因突变引起染色体变异，导致生殖器官发育畸形。

（2）一种是孕妇在怀孕早期误吃药，例如用孕酮保胎，或者服用抗癫痫药，药物中所含的成分能够影响胎儿生殖器官的正常发育。

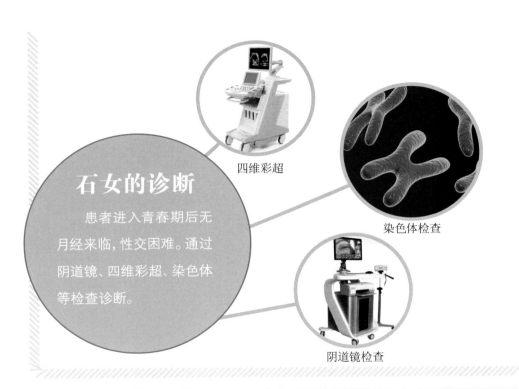

四维彩超

染色体检查

阴道镜检查

石女的诊断

患者进入青春期后无月经来临,性交困难。通过阴道镜、四维彩超、染色体等检查诊断。

"石女"有真假之分吗

石女可分为两种,即所谓的真石女和假石女。真石女属于先天性的阴道缺失或者阴道闭锁,指生殖器官中阴道或者是阴道和子宫的发育不良或缺失;假石女则属于处女膜闭锁或者阴道横膈,指阴道及其他生殖器官发育良好,仅因为阴道或处女膜的异常情况而造成的阴茎无法进入。

怎样治疗"石女"

(1)顶压法:非手术疗法,应用顶压的手段,逐渐把正常阴道位置上的闭锁的前庭黏膜沿阴道轴方向向头侧端推进,形成一人工腔穴。这一方法需要治疗时间长,形成的人工阴道短。如果组织弹性差,难以成功,现已基本废弃。

（2）游离皮片移植法：在会阴或大腿等处取皮瓣覆盖人工穴道，术后需要长时间应用硬质阴道模具扩张人工阴道，防止移植皮片人工腔穴挛缩，增加患者痛苦，而且，皮肤不是黏膜，组织特性差异太大，男方无法适应。

（3）利用羊膜覆盖人工穴道：羊膜是异体组织，不能存活，只能是暂时遮挡，最后还是以瘢痕形式愈合，也不符合黏膜的组织特性，无法性交。

（4）盆腔腹膜：覆盖人工穴道的缺点是性交痛易感染。

（5）利用阴唇皮瓣覆盖人工穴道：虽然符合黏膜的组织特性，能够性交，但破坏正常外阴形态，男方一眼就能看出，会影响性心理。

（6）乙状结肠代阴道：能达到功能与形态皆宜，能够维系良好的性生活，传统的手术是开腹进行，需要在下腹正中切开15～20厘米的术口。从乙状结肠上截取20厘米，顶端封闭后放入人工穴道，手术风险和创伤都较大，腹壁瘢痕影响美观，"阴道"分泌物有臭味。另外，由于乙状结肠壁肌肉薄，性生活后"阴道"垮松，影响性快感。

（7）口腔黏膜移植阴道再造术：为了进一步提高"石女"们的生活质量，以下是医生治疗术式的提高过程，开腹乙状结肠代阴道—腹腔镜下乙状结肠代阴道—腹腔镜下墙角阴道复位术—腹腔镜下双膜法阴道成型—生物补片阴道成型—口腔黏膜移植阴道再造术—纽扣悬吊阴道复位术。口腔黏膜移植阴道再造术是用取石女自己部分口腔黏膜敷在新造阴道内，14天就会长好。达到了以最小的代价再造一个接近正常的阴道的理想，与腹腔镜下墙角阴道复位术相比，术后护理简单、出血时间短、术后30天就可以性交。该手术更适合阴道隐窝较深或急于结婚者。

"石女"能结婚并享受夫妻生活吗

"石女"是能矫治和结婚的。再造阴道，能够过婚姻生活。无阴道而子宫发育正常的，应在月经初潮年龄，进行手术矫治，以防发生经血潴留诱发子宫内膜异位症。如是子宫发育不良，可用中药和雌激素治疗。如用小剂量乙烯雌酚0.5~1毫克，每日1次口服，连续服用3~4个月经周期；或同时服用甲状腺素片、维生素E来"激惹"子宫发育。有学者主张，可以在子宫内放一个避孕环，利用环的经常刺激来推动子宫发育。

"石女"做手术后能否生育

取决于其性腺、生殖器官是否完整。多数石女仅为处女膜闭锁，仅需做处女膜造口手术，就和正常女性一样生育。有的"石女"的子宫和卵巢发育正常，只要帮其再造阴道，就可以像正常女性一样嫁人生子。有卵巢、无子宫的"石女"，由于子宫无法再造，以后如果想生育子女，只能通过人工辅助生育技术，从卵巢里取出卵子，经过人工授精，并寻找"代母"来孕育受精卵。如果"石女"没有卵巢而有子宫，就算再造阴道也无法产生卵子进行生育。

"石女"会不会来月经

先天性无阴道者，有的还无子宫或子宫呈幼稚型。没有子宫，当然也就不会有子宫内膜，月经也就无从产生。或者说，未婚女青年的子宫像女幼童那样又小又长，子宫内膜非常薄，也不会产生月经。有的"石女"虽隐约有阴道外形，但阴道内有隔膜堵塞者，或阴道部分闭锁，纵然有子宫和子宫内膜，月经也流不出来，更无法性交。

哪种阴道再造手术方式最理想

口腔黏膜移植阴道再造是举世公认的最佳术式，腹壁上没有瘢痕。它与其他术式（乙状结肠代阴道、墙角阴道复位术）相比，优点是术后无异味、出血少、粘连少，以假乱真。因为口腔黏膜与阴道黏膜是同源组织。

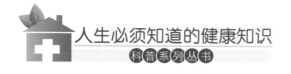
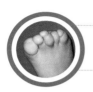 # 手足畸形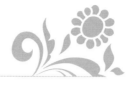

小儿手足畸形有哪些危害

　　手足畸形对于孩子的危害很严重，如手部的畸形，有的严重影响手功能，拿东西都拿不起来。足内翻和外翻更为严重，走路时足部易感到疲劳和疼痛，长远还可能引起足底筋膜劳损、骨刺等症状，严重者可导致膝关节疼痛及腰痛。 另外，对于患儿心理的影响也很大。在群里的生活环境中，孩子很可能被歧视而引发心理方面的自卑或其他情绪。不利于孩子的身心健康发展。

手足畸形有哪些

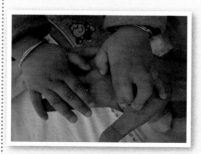

多指并指畸形

　　先天性的手足畸形指新生儿存在手足部位的缺陷，如并指、多指、缺指等。一般临床遇到的手足畸形，按部位分；手多足少，按年龄分，儿童多，成人少；按照受伤的原因分，一是先天畸形，二是创伤后畸形；大部分的手足畸形是先天的显性遗传。而近年来科技的发展，辐射增多也造成了大量的畸形。

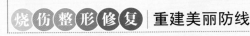

手足畸形发病率及表现类型是怎样的

手足畸形发病率约为2/1000, 畸形对于孩子的危害很严重。如分裂手、并指、多指, 它们的危害都主要表现为外观形态畸形和在对手功能的影响, 并且手的畸形可以进一步影响小儿心理正常发育。分裂手患儿在没有合并其他严重畸形, 身体状况良好的情况下, 可以在出生后3~6个月内进行手术矫正, 最迟不晚于2岁, 否则晚期将出现继发性骨融合、僵化、发育不良、改变手指生长方向、造成畸形的进一步发展以及不良功能定型。并指、多指等手畸形治疗的原则也是越早越好。3个月之后, 如果孩子身体状况允许就可以接受手术矫正。

先天体表畸形整形篇

足畸形的类型及危害有哪些

足部的畸形如脚趾畸形、内翻足或外翻足等, 都对孩子的行走都会影响, 需要尽早治疗。如后足外翻由遗传、后天性肌肉乏力、韧带松弛、肥胖等问题引起。后足外翻会使内侧足弓压力增加, 可能会使扁平足恶化, 足部易感到疲劳和疼痛, 长远还可能引起足底筋膜劳损、骨刺等症状。较严重者更可导致膝关节疼痛及腰痛。对此, 专家建议, 孩子多进行正确运动有助双腿正常发育, 如跳绳、游蛙泳、骑单车等; 穿着适当的运动服、鞋也都有助足部健康。家

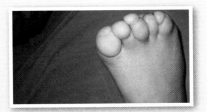

足畸形

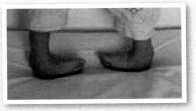

足畸形

长如发现孩子在运动时有易跌倒等情况, 则要去医院进行检查。足畸形除了实际对功能的影响, 对于患儿心理的影响也很大。在群体的生活环境中, 孩子很可能被歧视而引发心理方面的自卑或其他情绪。不利于孩子的身心健康发展。

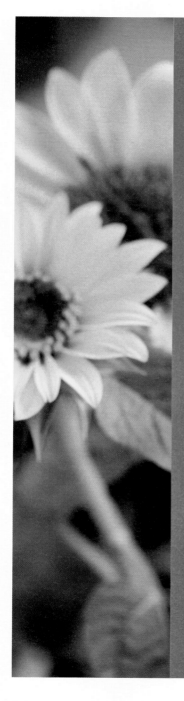

为什么天生的拇指就短一截呢

拇指发育不良是先天性拇指畸形中的一大类。从拇指短小到缺失，均属于拇指发育不良。其病因不明，可能与外来致畸因素及遗传因素均有相关，可以单独出现，也可以是综合征的症状之一。

根据拇指受累程度分为5个等级。

Ⅰ度：拇指小、短、细，合并拇短展肌与对掌肌的发育不良，拇指功能尚可。

Ⅱ度：手的功能与形态明显改变，大鱼际肌发育很差，第1指蹼发育不良，拇外展活动范围受限，第1掌指关节不稳定。

Ⅲ度：第1掌骨部分发育不全，大鱼际肌几乎完全缺失，神经与肌肉严重异常，掌腕关节有可能不稳定。

Ⅳ度：掌骨完全缺如，拇指仅靠带有血管神经的软组织与手相连，又称为漂浮拇。

Ⅴ度：拇指完全缺如，只有4个手指。

拇指发育不良的治疗包括两方面，一是拇指功能不全的功能重建，二是拇指再造。不同程度的拇指发育不良治疗方案不同。Ⅰ度者一般没有明显的功能障碍，无须治疗；Ⅱ度及Ⅲ度畸形采用拇指功能重建手术；Ⅳ度、Ⅴ度畸形则采用拇指再造。

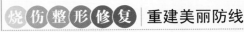

出生时左手有6个手指是变异吗

先天性多指畸形是上肢先天性畸形中最多见的一类,约占先天性上肢畸形的39.9%。多指有遗传因素,可能为多因素所致。肢芽胚基分化早期受损害是其重要原因。

根据赘生指所含有的组织成分不同,可分为3类:①多余的手指仅有软组织,没有臂骨骼及肌腱;②多余指中有部分指骨及腱;③真正的重复,外形完整,有指骨、腱甚至掌骨,临床上很难与正常指相区分。

对于单纯的软组织型多指及尺侧单纯性多指,没有累及掌骨及掌指关节,宜早行手术,可在婴儿3~6个月完成手术治疗。有骨、关节、腱受累的多指畸形,需要做关节囊或腱修复等复杂手术时,可选择在2岁或学龄前做。

先天体表畸形整形篇

孩子出生后双手的食指、中指、无名指为何是连在一起的

先天性并指畸形也是上肢先天性畸形中最多见的病种之一,是由于胚胎发育到7~8周时,发生局部发育停顿,致分指障碍,导致两个以上手指及其有关组织成分先天性病理相连。发生率为0.33%~0.5%,男性约为女性的3倍。并指畸形以中环指并指最常见,其次为环小指并指与示环指并指,拇示指并指少见。3指并指以示中环指并指最常见,4指完全并指称为巴掌手。

对于并指畸形的矫正年龄,意见不一。某些并指,如不等长指的并指,宜早期手术,否则会出现发育障碍。情况允许,可选择在出生后3~6个月手术。大部分手术可在学龄前完成。考虑到畸形对患儿心理的影响,现多主张2岁前手术。

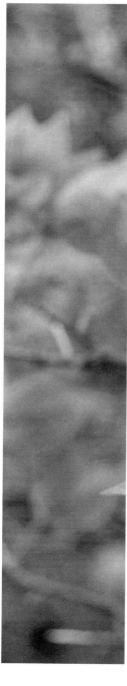

什么是分裂手畸形

分裂手又称为虾蟹状手、缺指畸形、少指畸形等，多属遗传所致。分裂手畸形常常与分裂足同时发生，也可见于综合征症状中的一种畸形表现。

分裂手表现为手指及手掌在手中部分裂为尺侧、桡侧两部分。典型的分裂手可有：①掌骨、指骨发育不良；②掌骨发育不良，手指缺损；③掌骨及手指均缺损。由于缺损及发育程度不一，可表现为5指分裂手（第3，第4掌骨分离）、4指分裂手（中指缺损，第3掌骨发育不良或缺失）、3指分裂手（2指、3指或3指，4指缺损伴相应掌骨发育不良或缺失）、两指分裂手（龙虾钳手，仅有2指，2指、3指、4掌骨发育不良或缺失）及单指畸形手（仅有小指）。分裂手可合并有多指畸形及并指畸形。

并非每一例分裂手都需要手术矫正，有些病例手的功能非常好，就无须手术治疗，也可在不影响功能的前提下，进行外观改造术。

"吹风手"是什么原因造成的

先天性掌挛缩畸形，即"风吹手"，是一种先天性拇指、手指及手掌的屈曲畸形，伴有掌指关节及手指的尺侧偏斜。本病与遗传有关，可单独存在，也可是综合征的症状之一，如口哨面形综合征或颅一面体综合征。除手的畸形外，可能伴有前臂肌肉发育不良、足部畸形、面部畸形及胸部、肩部及脊柱发育畸形。

先天性手部畸形还有哪些

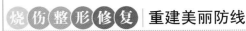

(1)海豹手畸形：海豹手畸形是由于肢体中段在胚胎发育过程中缺损所致。畸形的手犹如海豹的肢体，因而得名海豹手。根据中段缺损程度可分为：①完全性海豹手：臂及前臂完全缺失，手直接与肩相连；②不完全性海豹手：前臂部分或全部缺失，手与臂或肘相连。

海豹手很少有手术机会，如果有部分肢体存在，而且有较粗的管状骨，可做骨延长术来增加肢体的长度，还可用锁骨转移或腓骨移植来增加其稳定性及长度。

(2)桡侧球棒手畸形：桡侧球棒手畸形的病因不明，其可以是单一的畸形，也可以是综合征的症状之一，多表现为双侧性，并多伴有其他组织器官畸形。

桡侧球棒手畸形以桡侧纵列发育缺陷为特征，属肢体形成障碍。可以呈现为桡骨的部匀或全部缺损或桡侧腕骨和掌骨的缺损，也可有桡侧手指（拇指）的缺损或发育不良。这些缺损可单独出现，也可同时存在。此时，手向桡侧侧屈形如曲棍球棒形，尺骨也向桡侧弓状弯曲，腕关节向桡侧脱位，尺骨远端突出。桡侧球棒手畸形伴有桡侧肌肉、腱、血管、神经及软组织的畸形。

(3)尺侧球棒手畸形：尺侧球棒手畸形发病率

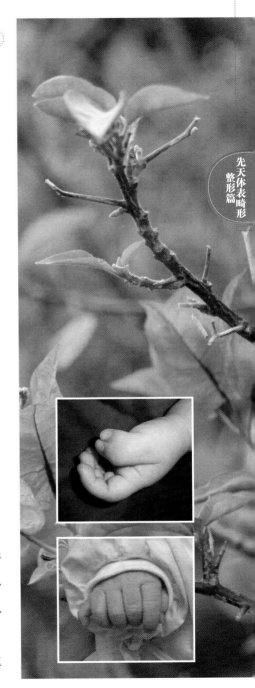

先天体表畸形整形篇

较桡侧球棒手畸形少，约1/10万，多为单发，可并发其他骨骼肌肉系统的畸形，较之桡侧球棒手畸形少与综合征有关。

（4）赘生手畸形：先天性赘生手畸形是指整个或部分手的组织成分在躯干别处赘生，可以是全手赘生或是手的主要成分赘生。这种畸形十分罕见。赘生手的附着部位多见于背部，其本身没有活动功能。

（5）镜影手畸形：镜影手是一种非常罕见的先天畸形。由于其形态如同无拇指的手在镜中成像一般，故而得名。

镜影手通常有基本对称的7~10个手指，没有拇指，双尺骨没有桡骨结构是其特征。临床上可见患肢短粗，可触摸到两个尺骨鹰嘴，肘关节位于伸直位，屈曲活动受限，腕屈曲，前臂旋转受限。

镜影手的治疗主要在于手的功能及外形的恢复。根据畸形手的特点进行设计，手术包括多余指切除，手指拇指化拇指再造，第1指蹼再造，腱转移重建手指动力功能。腕关节屈曲可用腕关节松解、近排腕骨切除获得改善。肘关节可行外侧鹰嘴切除，增加其被动活动的范围，但远期效果不满意。

（6）多节指骨畸形：多节指骨畸形是指指骨的节数超过了正常的数目，最常见的是3节拇指畸形，多余的指骨可能是正常形态的指骨，如5指畸形；也可能是三角形指骨，造成患指成角畸形，外形如同希腊字母"δ"因此，一般称为得尔塔（Delta）畸形。三角形指骨畸形可发生在数目正常的指骨中，他可伴有其他畸形，如并指、多指、分裂手等。

（7）手指屈曲畸形：先天性手指屈曲畸形是一种常见的先天性手部畸形。近年报道，该病有遗传倾向。临床表现为手指的屈伸功能丧失或不全，较多发生在中指、环指、小指。可单独发生在1个手指，可发生在近节指间关节，也可发生在远节指间关节。严重的手指屈曲畸形可导致近节指间关节半脱位或全脱位。其病理改变有：①指屈肌腱短缩、发育不良，或止点异常；②蚓状肌起点、止点异常或肌肉萎缩；③掌板短缩及异常；④皮肤及皮下增生的韧带结缔组织结构异常。

儿子生下来右侧腹股沟下方有一斜行的深沟，绕大腿一周似绳索勒过一样，这是怎么造成的

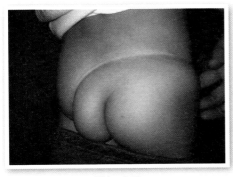

臀部畸形

这种现象是一种肢体的环形缺损。在上肢、下肢、甚至躯干都可能发生，起因不明，可能是起于皮下中胚层的一种发育缺陷。

先天性环状缩窄带综合征是肢体上出现的环状沟纹。环状缩窄可能很浅，包括皮肤和皮下组织，也可能很深，直至筋膜和骨。深的纤维束带可能会影响淋巴和静脉的回流，造成远侧部分的组织水肿和肢体增粗。若局部血循环受阻，束带以远的肢体可能在子宫内自发截肢。

治疗：浅的缩窄带，只要不影响血循环和淋巴引流，则不需要治疗。对有明显局部畸形和临床症状的、深的缩窄带应做手术切除，直至正常组织，然后做"z"形皮瓣成形术。若范围过广，可分期进行手术，以减少对血循环的影响。

（本章编者：柳晓杰、白晓东）

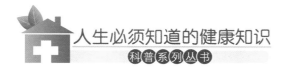

参考文献

［1］程代薇. 美容整形外科学[M]. 北京: 人民军医出版社, 2004.

［2］黎鳌. 黎鳌烧伤学[M]. 上海: 上海科学技术出版社, 2001.

［3］裘华德. 负压封闭引流技术[M]. 北京: 人民卫生出版社, 2002.

［4］黄跃生. 烧伤特色治疗技术[M]. 北京: 科学技术文献出版社, 2004.

［5］刘青. 糖尿病诊断与治疗[M]. 延吉: 延边人民出版社, 2003.

［6］鲁开化. 新编皮肤软组织扩张术[M]. 上海: 第二军医大学出版社, 2007.

［7］李森恺. 埋没导引缝合技术[M]. 广州: 广东科技出版社, 2005.

［8］宋儒耀. 美容整形外科学[M]. 北京: 北京出版社, 2002.